Revertir la Enfermedad de las Válvulas Cardíacas

La guía completa para comprender los problemas cardiovasculares, encontrar las mejores opciones de tratamiento y recuperar su salud

| Cosas que debes saber |

Isabella White

Copyright © 2024 por Isabella White

Descargo de responsabilidad: *La información proporcionada en este libro no ha sido evaluada por la FDA y no pretende diagnosticar, tratar, curar o prevenir ninguna enfermedad o condición de salud. El contenido es sólo para fines informativos y educativos. No pretende sustituir el consejo médico de su médico u otro profesional médico. Consulte a un proveedor de salud calificado si tiene algún problema de salud. El autor y el editor renuncian a cualquier responsabilidad por los efectos adversos derivados de la aplicación de la información proporcionada en este documento.*

Acerca del libro

Un diagnóstico de enfermedad de las válvulas cardíacas puede hacer que usted se sienta preocupado e inseguro sobre el futuro. Como paciente, es probable que tenga muchas preguntas sobre lo que sucede dentro de su corazón y sus opciones. En este libro, la escritora y enfermera Isabella White utiliza sus 15 años de experiencia trabajando con pacientes con válvulas cardíacas para brindar información clara y de apoyo que lo guíe en este momento difícil.

Isabella explica los conceptos básicos de cómo funcionan las válvulas cardíacas en términos simples, los tipos de problemas valvulares y la variedad de síntomas que pueden causar. Ella describe los tratamientos quirúrgicos y menos invasivos disponibles y ofrece consejos prácticos sobre cómo elegir el enfoque adecuado para su situación particular. Isabella brinda consejos prácticos sobre cómo prepararse para la cirugía, controlar las molestias durante la recuperación, regresar de manera segura a las actividades normales, adoptar un estilo de vida saludable y controlar la salud del corazón.

Isabella comprende el impacto emocional que puede tener la enfermedad de las válvulas cardíacas. Ella comparte sugerencias sobre cómo construir una red de apoyo, establecer metas realistas y mantener un estado de ánimo optimista: todos ingredientes clave para la curación.

Supongamos que a usted o a un ser querido le han diagnosticado un problema en las válvulas cardíacas. Este libro proporciona conocimientos, ideas y estímulo para recuperarse, revertir daños y recuperar la salud.

Tabla de Contenido

Introducción

Si le han diagnosticado una enfermedad de las válvulas cardíacas, es comprensible que se sienta preocupado y tenga muchas preguntas. ¿Qué le pasa exactamente a tu corazón? ¿Qué implicará el tratamiento? ¿Podrás volver a una vida normal? Este libro fue escrito para brindar respuestas e información claras y prácticas durante este momento difícil.

Como redactor médico y enfermera con 15 años de experiencia trabajando directamente con pacientes con válvulas cardíacas, he visto de primera mano el impacto físico y emocional que puede tener este diagnóstico. Mi objetivo es ayudar a educarlo y empoderarlo para que participe activamente en su atención. El conocimiento es poder cuando se trata de controlar la salud del corazón.

En los siguientes capítulos, explico cómo funcionan las válvulas cardíacas sanas, los tipos de enfermedades valvulares y los síntomas que pueden causar. Describo sus opciones de tratamiento en términos sencillos, incluidos medicamentos, cirugía y procedimientos menos invasivos.

Aprenderá consejos prácticos sobre cómo prepararse para cualquier procedimiento, establecer expectativas razonables de recuperación, apegarse a los cambios en el estilo de vida y tomar el control de su salud cardiovascular. También ofrezco sugerencias para afrontar el lado emocional de este diagnóstico, como crear una red de apoyo, controlar el estrés y mantener la motivación.

Es posible revertir el daño, recuperarse completamente y recuperar la vida después de un diagnóstico de válvula cardíaca. La información contenida en este libro le ayudará a hacer de su viaje una historia de curación, salud y nuevos comienzos.

Capítulo 1

Comprender la enfermedad de las válvulas cardíacas

Anatomía y función de las válvulas cardíacas.

El corazón es un órgano muscular que bombea sangre por todo el cuerpo. La sangre transporta oxígeno y nutrientes a las células y tejidos, eliminando dióxido de carbono y productos de desecho. El corazón tiene cuatro válvulas que actúan como compuertas para garantizar que la sangre fluya en la dirección y presión correctas. Estas válvulas son:

- La válvula tricúspide, que separa la aurícula derecha (cámara superior) y el ventrículo derecho (cámara inferior) del corazón.
- La válvula pulmonar, que separa el ventrículo derecho, y la arteria pulmonar, que lleva sangre a los pulmones.
- La válvula mitral, que separa la aurícula izquierda y el ventrículo izquierdo del corazón.
- La válvula aórtica, que separa el ventrículo izquierdo, y la aorta, que transporta sangre al resto del cuerpo.

Cada válvula tiene dos o tres láminas de tejido, llamadas valvas o cúspides, que se abren y cierran para permitir el paso de la sangre. Las válvulas están unidas a la pared interna del corazón mediante finos cordones de tejido llamados cuerdas tendinosas, que evitan que las válvulas se inviertan. Las válvulas también están sostenidas por músculos de la pared del corazón, llamados músculos papilares, que se contraen y relajan para ayudar a que las válvulas se abran y cierren.

Las válvulas funcionan en coordinación con la contracción y relajación de las cámaras del corazón. Cuando las aurículas se contraen, empujan la sangre hacia los ventrículos a través de las válvulas tricúspide y mitral. Cuando los ventrículos se contraen, empujan sangre hacia la arteria pulmonar y la aorta a través de las válvulas pulmonar y aórtica. Cuando las cámaras se relajan, las válvulas se cierran para evitar que la sangre regrese al corazón.

La apertura y el cierre de las válvulas producen el sonido del latido del corazón, que se puede escuchar con un estetoscopio. El primer ruido cardíaco (S1) es causado por el cierre de las válvulas tricúspide y mitral al inicio de la contracción ventricular. El segundo ruido cardíaco (S2) es causado por el cierre de las válvulas pulmonar y aórtica al final de la contracción ventricular. A veces, se puede escuchar un tercer (S3) o un cuarto (S4) ruido cardíaco, lo que puede indicar una función cardíaca anormal.

El funcionamiento normal de las válvulas cardíacas es esencial para mantener un flujo sanguíneo y una presión adecuados en todo el cuerpo. Si las válvulas se dañan o enferman, es posible que no se abran o cierren correctamente, lo que provoca que la sangre se escape o fluya hacia atrás. Esto puede reducir la cantidad de sangre que llega a los órganos y tejidos y aumentar la carga de trabajo del corazón. Algunas causas y tipos comunes de enfermedad de las válvulas cardíacas son:

- Defectos cardíacos congénitos, que están presentes al nacer y afectan la estructura o el desarrollo de las válvulas cardíacas.

- Fiebre reumática, que es una afección inflamatoria que puede resultar de una faringitis estreptocócica no tratada y dañar las válvulas cardíacas.

- La endocarditis infecciosa, que es una infección del revestimiento interno del corazón o de las válvulas cardíacas, suele ser causada por bacterias u hongos.

- Enfermedad valvular degenerativa, que es el desgaste de las válvulas cardíacas debido al envejecimiento u otros factores.

- Estenosis aórtica calcificada, que es el estrechamiento de la válvula aórtica debido a los depósitos de calcio en las valvas.

- Prolapso de la válvula mitral, que es el abultamiento de una o ambas valvas de la válvula mitral hacia la aurícula izquierda durante la contracción ventricular.
- Insuficiencia de la válvula mitral, que es la fuga de sangre desde el ventrículo izquierdo a la aurícula izquierda a través de la válvula mitral.
- Insuficiencia de la válvula aórtica, que es la fuga de sangre desde la aorta al ventrículo izquierdo a través de la válvula aórtica.

La enfermedad de las válvulas cardíacas puede causar diversos síntomas, como dolor en el pecho, dificultad para respirar, fatiga, mareos, palpitaciones, hinchazón de las piernas o el abdomen y desmayos.

Tipos de problemas y enfermedades valvulares

Los problemas y enfermedades de las válvulas cardíacas afectan el funcionamiento normal de una o más de las cuatro válvulas cardíacas: la válvula aórtica, mitral, pulmonar y tricúspide. Estas válvulas regulan el flujo y la dirección de la sangre a través del corazón y hacia el resto del cuerpo. Cuando las válvulas se dañan o enferman, pueden causar diversos síntomas y complicaciones que pueden afectar la calidad de vida e incluso poner en peligro la vida.

Hay dos problemas y enfermedades principales de las válvulas cardíacas: estenosis y regurgitación. La estenosis es el estrechamiento o endurecimiento de la abertura de la válvula, lo que reduce la cantidad de sangre que puede fluir a través de la válvula. La regurgitación es la fuga o el reflujo de sangre a través de la válvula, lo que impide que la válvula se cierre por completo. Tanto la estenosis como la regurgitación pueden hacer que el corazón trabaje más para bombear sangre, lo que puede provocar insuficiencia cardíaca, arritmias y otros problemas.

La estenosis y la regurgitación pueden afectar cualquiera de las cuatro válvulas cardíacas, pero algunas válvulas son más propensas a ciertos problemas que otras. Los tipos más comunes de problemas y enfermedades de las válvulas cardíacas son:

- **Estenosis aórtica.**Se trata del estrechamiento de la válvula aórtica, que separa el ventrículo izquierdo y la aorta. La estenosis aórtica puede ser causada por discapacidades congénitas, como una válvula aórtica bicúspide, o por cambios degenerativos, como calcificaciones o cicatrices, debido al envejecimiento u otros factores. La estenosis aórtica puede causar síntomas como dolor en el pecho, dificultad para respirar, fatiga, mareos y desmayos. La estenosis aórtica también puede aumentar el riesgo de accidente cerebrovascular, ataque cardíaco y muerte súbita cardíaca.

- **Regurgitación aórtica.** Esta es la fuga de sangre desde la aorta hacia el ventrículo izquierdo a través de la válvula aórtica. Las discapacidades congénitas, como una válvula aórtica bicúspide, o afecciones adquiridas, como endocarditis infecciosa, fiebre reumática, traumatismo o disección aórtica, pueden causar insuficiencia aórtica. La insuficiencia aórtica puede provocar síntomas como palpitaciones, dificultad para respirar, hinchazón de las piernas o el abdomen y fatiga. La insuficiencia aórtica también puede provocar insuficiencia cardíaca, arritmias y endocarditis.

- **Estenosis mitral.**Este es el estrechamiento de la válvula mitral, que separa la aurícula izquierda y el ventrículo izquierdo. La estenosis mitral suele ser causada por fiebre reumática, que es una afección inflamatoria que puede resultar de una faringitis estreptocócica no tratada. La estenosis mitral puede causar síntomas como dificultad para respirar, tos, fatiga, hinchazón de las piernas o el abdomen y dolor en el pecho. La estenosis mitral también puede aumentar el riesgo de fibrilación auricular, accidente cerebrovascular, hipertensión pulmonar e infección.

- **Regurgitación mitral.** Esta es la fuga de sangre desde el ventrículo izquierdo hacia la aurícula izquierda a través de la válvula mitral. Las discapacidades congénitas, como una válvula mitral hendida, o por afecciones adquiridas, como el prolapso de la válvula mitral, la endocarditis infecciosa, la fiebre reumática, la miocardiopatía o la cardiopatía isquémica, pueden causar insuficiencia mitral. La insuficiencia mitral puede provocar síntomas como dificultad para respirar, fatiga, palpitaciones y dolor en el pecho. La insuficiencia mitral también puede provocar insuficiencia cardíaca, arritmias y endocarditis.

- **Estenosis pulmonar.**Se trata del estrechamiento de la válvula pulmonar, que separa el ventrículo derecho y la arteria pulmonar. La estenosis pulmonar suele ser una discapacidad congénita que afecta el desarrollo de la válvula. La estenosis pulmonar puede causar cianosis (color de piel azulado), dificultad para respirar, fatiga y dolor en el pecho. La estenosis pulmonar también puede afectar el crecimiento y desarrollo del corazón y los pulmones.

- **Regurgitación pulmonar.**Esta es la fuga de sangre desde la arteria pulmonar hacia el ventrículo derecho a través de la válvula pulmonar. La regurgitación pulmonar suele ser una complicación de la hipertensión pulmonar, que es la presión arterial alta en los pulmones. La regurgitación pulmonar puede provocar síntomas como dificultad para respirar, fatiga, hinchazón de las piernas o el abdomen y dolor en el pecho. La regurgitación pulmonar también puede provocar insuficiencia cardíaca derecha y arritmias.

- **Estenosis tricuspídea.**Esto estrecha la válvula tricúspide, que separa la aurícula y el ventrículo derechos. La estenosis tricuspídea es poco común y generalmente es causada por fiebre reumática o endocarditis infecciosa. La estenosis tricuspídea puede causar síntomas como fatiga, hinchazón de las piernas o el abdomen y dolor abdominal. La estenosis tricúspide también puede aumentar el riesgo de fibrilación auricular, infección y problemas hepáticos.

- **Regurgitación tricúspide.** Esta es la fuga de sangre desde el ventrículo derecho hacia la aurícula derecha a través de la válvula tricúspide. La regurgitación tricúspide puede ser causada por discapacidades congénitas, como la anomalía de Ebstein, o por afecciones adquiridas, como hipertensión pulmonar, endocarditis infecciosa, fiebre reumática o insuficiencia cardíaca derecha. La regurgitación tricúspide puede provocar síntomas como fatiga, hinchazón de las piernas o el abdomen y dolor abdominal. La regurgitación tricúspide también puede empeorar los síntomas y las complicaciones de la hipertensión pulmonar y la insuficiencia cardíaca derecha.

Síntomas y complicaciones

La enfermedad de las válvulas cardíacas puede afectar la calidad de vida y la salud de las personas. Pueden ocurrir diferentes síntomas y complicaciones según el tipo y la gravedad del problema valvular. Algunos de los síntomas y complicaciones comunes de la enfermedad de las válvulas cardíacas son:

- **Dificultad para respirar.** Esta es la sensación de no poder respirar lo suficiente o cómodamente. Puede ocurrir en reposo, durante la actividad física o al acostarse o agacharse. Puede ser causada por una reducción del flujo sanguíneo a los pulmones, un aumento de la presión o una acumulación de líquido en los pulmones debido a una insuficiencia cardíaca.

- **Fatiga.** Esta es la sensación de estar cansado, débil o agotado. Puede ocurrir debido a una reducción del flujo sanguíneo al cuerpo, un aumento de la carga de trabajo del corazón o anemia (recuento bajo de glóbulos rojos).

- **Dolor en el pecho.** Esta es la sensación de malestar, presión o opresión en el pecho. Puede ocurrir debido a una reducción del flujo sanguíneo al músculo cardíaco, un aumento de la presión en las cámaras del corazón o una inflamación del revestimiento del corazón. El dolor en el pecho puede ser un signo de angina (dolor en el pecho debido a una enfermedad de las arterias coronarias) o un ataque cardíaco.

- **Mareo.** Esta es la sensación de aturdimiento, desmayo o inestabilidad. Puede ocurrir debido a un flujo sanguíneo reducido al cerebro, presión arterial baja o ritmos cardíacos anormales. Los mareos pueden provocar desmayos (pérdida del conocimiento) o caídas.

- **Palpitaciones.** Esta es la sensación de tener latidos cardíacos rápidos, irregulares o saltados. Puede ocurrir debido a señales eléctricas anormales en el corazón, aumento de presión en las cámaras del corazón o fuga o estrechamiento de la válvula. Las palpitaciones pueden causar ansiedad, malestar o dolor en el pecho.

- **Hinchazón.** Esta es la acumulación de líquido en el tejido, especialmente en las piernas, los pies o el abdomen. Puede ocurrir debido a una reducción del flujo sanguíneo del corazón, un aumento de la presión en las venas o retención de líquidos debido a una insuficiencia cardíaca. La hinchazón puede causar dolor, malestar o dificultad para moverse.

- **Ataque.** Se trata de una interrupción repentina del flujo sanguíneo al cerebro, lo que provoca daño cerebral. Puede ocurrir debido a un coágulo de sangre o un vaso sangrante en el cerebro. El accidente cerebrovascular puede ser causado por una enfermedad valvular de varias maneras, como por ejemplo:

- Se puede formar un coágulo de sangre en una válvula dañada o infectada y viajar al cerebro, bloqueando un vaso sanguíneo. Esto se llama accidente cerebrovascular embólico.

- Se puede formar un coágulo de sangre en el corazón debido a la fibrilación auricular, una arritmia común asociada con la enfermedad valvular, y viajar al cerebro, bloqueando un vaso sanguíneo. Esto también se llama accidente cerebrovascular embólico.

- Una válvula estrecha o con fugas puede reducir el flujo sanguíneo y la presión al cerebro, provocando una falta de oxígeno y nutrientes. Esto se llama accidente cerebrovascular isquémico.

- Una válvula con fugas puede aumentar la presión arterial en el cerebro, provocando que un vaso sanguíneo se rompa y sangre. Esto se llama accidente cerebrovascular hemorrágico.

El accidente cerebrovascular puede causar síntomas como debilidad repentina, entumecimiento o parálisis de la cara, el brazo o la pierna, especialmente en un lado del cuerpo; confusión repentina; dificultad para hablar o comprender; problemas repentinos de visión; mareos repentinos; pérdida del equilibrio; dificultad para caminar; o un dolor de cabeza intenso y repentino. Un derrame cerebral es una emergencia médica que requiere tratamiento inmediato para evitar una discapacidad permanente o la muerte.

- **Insuficiencia cardiaca.** Esta es una condición en la que el corazón no puede bombear suficiente sangre para satisfacer las necesidades del cuerpo. Puede ocurrir debido a una enfermedad valvular de varias maneras, como por ejemplo:
    - Una válvula estrecha o con fugas puede reducir el flujo de sangre que sale del

corazón, lo que hace que el corazón trabaje más y se agrande y debilite con el tiempo. Esto se llama insuficiencia cardíaca sistólica.

- Una válvula con fugas puede aumentar la presión arterial y el volumen del corazón, lo que hace que el corazón se vuelva rígido y no pueda relajarse y llenarse adecuadamente. Esto se llama insuficiencia cardíaca diastólica.

- Una válvula con fugas puede hacer que la sangre regrese a los pulmones o al cuerpo, provocando acumulación de líquido y congestión. Esto se llama insuficiencia cardíaca congestiva.

La insuficiencia cardíaca puede causar síntomas como dificultad para respirar, fatiga, hinchazón, tos, aumento de peso, pérdida de apetito, náuseas o dolor abdominal. La insuficiencia cardíaca también puede provocar complicaciones como daño renal, daño hepático o arritmias. La insuficiencia cardíaca es una afección crónica y progresiva que requiere manejo y tratamiento de por vida.

- **Endocarditis.** Se trata de una infección del revestimiento interno del corazón o de las válvulas cardíacas, generalmente causada por bacterias u hongos. Puede ocurrir debido a una enfermedad valvular de varias maneras, como por ejemplo:
    - Una válvula dañada o enferma puede proporcionar un lugar para que bacterias u hongos se adhieran y crezcan, formando una masa de tejido infectado llamado vegetación. Esto puede dañar aún más la válvula y provocar regurgitación o estenosis.
    - La vegetación puede desprenderse y viajar por el torrente sanguíneo, provocando infecciones en otras partes del cuerpo, como el cerebro, los pulmones, los riñones o la piel. Esto también puede causar accidentes cerebrovasculares embólicos o abscesos.
    - Una infección puede propagarse desde la válvula al músculo cardíaco y causar inflamación y daño. Esto puede

provocar insuficiencia cardíaca o arritmias.

La endocarditis puede causar síntomas como fiebre, escalofríos, sudores nocturnos, pérdida de peso, fatiga, dolor en las articulaciones o músculos, o un soplo cardíaco nuevo o modificado. La endocarditis puede poner en peligro la vida y requiere un diagnóstico y tratamiento rápidos con antibióticos y, a veces, cirugía.

Diagnóstico y pruebas

Para diagnosticar la enfermedad de las válvulas cardíacas, su médico le preguntará acerca de su historial médico, sus síntomas y sus antecedentes familiares de problemas cardíacos. Su médico también realizará un examen físico, que puede incluir escuchar su corazón con un estetoscopio, controlar su pulso y presión arterial y buscar signos de acumulación de líquido en su cuerpo.

Su médico puede ordenar una o más pruebas para confirmar el diagnóstico de enfermedad de las válvulas cardíacas y evaluar el tipo, la gravedad y el impacto del problema de las válvulas en su corazón y cuerpo. Algunas de las pruebas comunes para detectar enfermedades de las válvulas cardíacas son:

- **Ecocardiograma.** Esta es la prueba principal para diagnosticar la enfermedad de las válvulas cardíacas. Utiliza ondas sonoras para crear imágenes de su corazón y sus válvulas. Puede mostrar el tamaño, la forma y la función de su corazón y la estructura, el movimiento y el flujo sanguíneo de sus válvulas. También puede medir la presión y el volumen de sangre en las cámaras y vasos del corazón. Existen diferentes tipos de ecocardiogramas, como el ecocardiograma transtorácico, transesofágico o de estrés, dependiendo de cómo se envían y reciben las ondas sonoras.

- **Electrocardiograma (ECG o EKG).** Esta es una prueba sencilla e indolora que registra la actividad eléctrica de su corazón. Puede mostrar qué tan rápido y regular late su corazón y si hay patrones anormales o signos de daño. También puede detectar arritmias, como la fibrilación auricular, que son comunes en personas con enfermedad de las válvulas cardíacas.

- **Radiografía de pecho.** Esta es una prueba que utiliza radiación para crear imágenes de su pecho, incluidos su corazón y sus pulmones. Puede mostrar si su corazón está agrandado o si hay líquido en sus pulmones, que son signos de insuficiencia cardíaca. También puede mostrar si hay otros problemas en el pecho, como neumonía o cáncer de pulmón.

- **RM cardíaca.** Esta es una prueba que utiliza un fuerte campo magnético y ondas de radio para crear imágenes detalladas de su corazón y sus válvulas. Puede proporcionar más información que un ecocardiograma, como el grosor y la fibrosis del músculo cardíaco, el alcance del daño valvular y la presencia de coágulos sanguíneos o infecciones. También puede medir el flujo sanguíneo y la presión en el corazón y los vasos.

- **Pruebas de ejercicio o pruebas de estrés.** Estas son pruebas que miden cómo funciona su corazón bajo estrés físico, como caminar en una cinta rodante o andar en bicicleta estática. Pueden mostrar si su enfermedad de las válvulas cardíacas causa síntomas o afecta la función cardíaca durante el ejercicio. También pueden ayudar a determinar su nivel de condición física y su riesgo de sufrir un ataque cardíaco o un derrame cerebral. Si no puede hacer ejercicio, es posible que le administren un medicamento que imita el efecto del ejercicio en su corazón.

- **Cateterización cardiaca.** Esta es una prueba invasiva que consiste en insertar un tubo delgado y flexible llamado catéter en un vaso sanguíneo, generalmente en la ingle o la muñeca, y guiarlo hasta el corazón. Se inyecta un tinte a través del catéter para que el corazón y los vasos sean visibles en las imágenes de rayos X. Esta prueba puede medir la presión y el flujo sanguíneo en las cámaras y vasos del corazón y mostrar el grado de estrechamiento o fuga de la válvula. También puede detectar la enfermedad de las arterias coronarias, que es una causa o complicación común de la enfermedad de las válvulas cardíacas.

Estas pruebas pueden ayudar a su médico a determinar el mejor plan de tratamiento para su enfermedad de las válvulas cardíacas y controlar su afección a lo largo del tiempo.

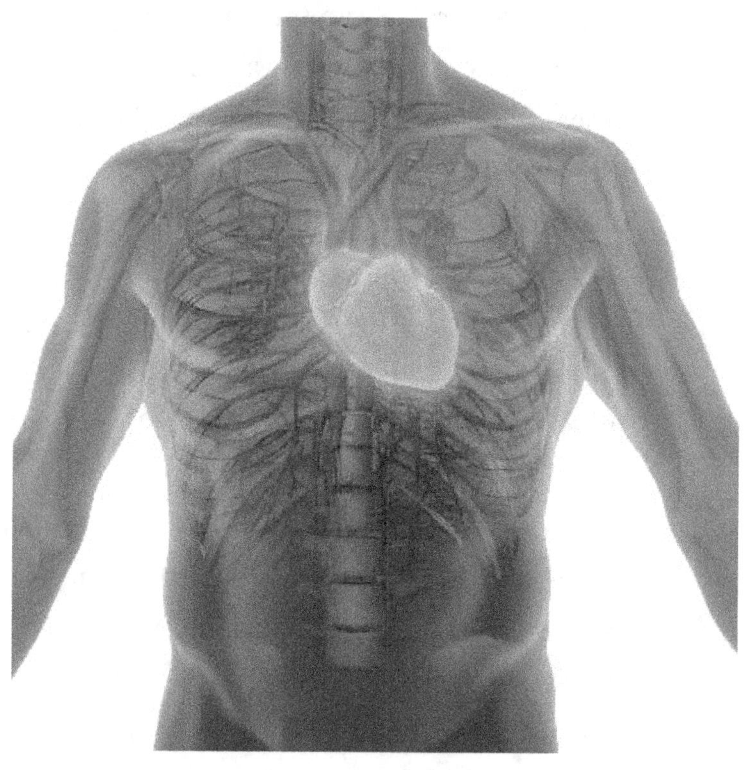

Capitulo 2

Opciones de tratamiento para válvulas cardíacas defectuosas

Medicamentos para controlar los síntomas

La enfermedad de las válvulas cardíacas puede causar diversos síntomas que afectan la calidad de vida y la salud de las personas que la padecen. Dependiendo del tipo y la gravedad del problema valvular, se pueden recetar diferentes medicamentos para ayudar a aliviar los síntomas y prevenir complicaciones adicionales. Algunos de los medicamentos comunes para controlar los síntomas de la enfermedad de las válvulas cardíacas son:

- **Vasodilatadores.** Estos son medicamentos que dilatan los vasos sanguíneos y reducen la presión arterial. Pueden ayudar a reducir la carga de trabajo del corazón y mejorar el flujo sanguíneo a través de las válvulas. Algunos ejemplos de vasodilatadores son los inhibidores de la enzima convertidora de angiotensina (ECA), los bloqueadores de los receptores de angiotensina (BRA) y los nitratos.

- **Diuréticos.** Estos medicamentos aumentan la producción de orina y reducen la retención de líquidos en el cuerpo. Pueden ayudar a aliviar la hinchazón, la congestión y la dificultad para respirar causadas por la insuficiencia cardíaca. Algunos ejemplos de diuréticos son la furosemida, la hidroclorotiazida y la espironolactona.

- **Bloqueadores beta.** Estos medicamentos ralentizan el ritmo cardíaco y reducen la presión arterial. Pueden ayudar a reducir las palpitaciones, el dolor en el pecho y la ansiedad causada por las arritmias. Algunos ejemplos de betabloqueantes son metoprolol, atenolol y bisoprolol.

- **Antiarrítmicos.** Estos medicamentos regulan las señales eléctricas en el corazón y restablecen el ritmo cardíaco normal. Pueden ayudar a tratar o prevenir la fibrilación auricular, una arritmia común asociada con la enfermedad valvular. Algunos ejemplos de antiarrítmicos son la amiodarona, el sotalol y la digoxina.

- **Anticoagulantes.** Son medicamentos que previenen la formación de coágulos de sangre en el corazón o en los vasos sanguíneos. Pueden ayudar a reducir el riesgo de accidente cerebrovascular, ataque cardíaco o embolia causada por una enfermedad valvular. Algunos ejemplos de anticoagulantes son warfarina, dabigatrán y rivaroxabán.

- **Antibióticos.** Estos medicamentos tratan o previenen infecciones bacterianas que pueden dañar las válvulas o causar endocarditis. Pueden ayudar a prevenir la fiebre reumática, una causa común de valvulopatía, o tratar la endocarditis infecciosa, una complicación grave de la valvulopatía. Algunos ejemplos de antibióticos son la penicilina, la amoxicilina y la ceftriaxona.

Estos medicamentos pueden ayudar a mejorar los síntomas y la calidad de vida de las personas con enfermedad de las válvulas cardíacas.

Cirugía a corazón abierto para reparación y reemplazo de válvulas

La cirugía a corazón abierto es un tipo de cirugía que implica hacer una gran incisión en el pecho y detener el corazón temporalmente para acceder y operar las válvulas cardíacas. La cirugía a corazón abierto es el método más común y tradicional para tratar la enfermedad de las válvulas cardíacas que requiere cirugía.

Hay dos tipos principales de cirugía a corazón abierto para la reparación y el reemplazo de válvulas: reparación y reemplazo de válvulas. La reparación de válvulas es un procedimiento que preserva y restaura la función original de la válvula. El reemplazo de válvula es un procedimiento que extrae la válvula dañada o enferma y la reemplaza con una válvula artificial.

La elección entre reparación valvular y reemplazo valvular depende de varios factores, como el tipo y la gravedad de la enfermedad valvular, el estado y la durabilidad del tejido valvular, el tamaño y la forma de la válvula, el riesgo de infección o coágulos sanguíneos, la disponibilidad y compatibilidad de la válvula artificial, y la edad, salud y preferencias del paciente.

Generalmente se prefiere la reparación de válvulas al reemplazo de válvulas, ya que tiene varias ventajas, tales como:

- Preservar la estructura y función natural de la válvula y el corazón.
- Reducir el riesgo de infección, sangrado o rechazo.
- Mejorar la supervivencia a largo plazo y la calidad de vida del paciente.
- Evitar la necesidad de tomar medicamentos anticoagulantes de por vida

Sin embargo, la reparación de la válvula sólo es posible o eficaz en ocasiones, especialmente en el caso de válvulas muy dañadas o calcificadas. En algunos casos, el reemplazo de la válvula puede ser la única o mejor opción, ya que puede proporcionar una solución más duradera y confiable.

Se pueden utilizar dos tipos principales de válvulas artificiales para el reemplazo de válvulas: válvulas mecánicas y válvulas biológicas. Las válvulas mecánicas están fabricadas de materiales sintéticos, como metal o carbono. Las válvulas biológicas están hechas de tejido animal o humano, como el de un cerdo, una vaca o un donante humano.

La elección entre válvulas mecánicas y biológicas también depende de varios factores, como el tipo y ubicación de la válvula, la durabilidad y rendimiento de la válvula, el riesgo de infección o coágulos sanguíneos, la disponibilidad y compatibilidad de la válvula y las necesidades del paciente. edad, salud y preferencias.

Las válvulas mecánicas tienen la ventaja de ser duraderas y durar mucho tiempo, generalmente por el resto de la vida del paciente. Sin embargo, tienen la desventaja de ser propensos a formar coágulos de sangre, lo que puede provocar un derrame cerebral o una embolia. Por lo tanto, los pacientes que reciben válvulas mecánicas necesitan tomar medicamentos anticoagulantes por el resto de sus vidas, lo que puede aumentar el riesgo de hemorragia y requiere control y pruebas periódicas.

Las válvulas biológicas son más naturales, compatibles con el organismo y no requieren medicación anticoagulante. Sin embargo, tienen la desventaja de ser menos duraderos y durar menos tiempo, normalmente de 10 a 15 años. Por lo tanto, los pacientes que reciben válvulas biológicas pueden necesitar otra cirugía en el futuro para reemplazar la válvula desgastada.

La cirugía a corazón abierto para reparar y reemplazar válvulas es una operación importante y compleja que requiere anestesia general, una máquina de circulación extracorpórea y varias horas de cirugía. También implica un período de recuperación largo e intensivo, que puede durar varias semanas o meses.

Es posible que el paciente deba permanecer en el hospital durante unos días o semanas y luego seguir un régimen estricto de medicación, dieta, ejercicio y visitas de seguimiento. El paciente también puede experimentar efectos secundarios o complicaciones, como infección, sangrado, arritmia o un problema con la válvula artificial.

La cirugía a corazón abierto para reparar y reemplazar válvulas puede mejorar los síntomas y la calidad de vida de las personas con enfermedad de las válvulas cardíacas, pero no es una cura.

Procedimientos transcatéter mínimamente invasivos

Los procedimientos transcatéter mínimamente invasivos son métodos alternativos para tratar la enfermedad de las válvulas cardíacas que utilizan catéteres (tubos delgados y flexibles) para acceder a las válvulas cardíacas y operarlas sin abrir el tórax ni detener el corazón. Los cardiólogos intervencionistas y cirujanos cardíacos realizan estos procedimientos en un laboratorio de cateterismo.

Los procedimientos transcatéter mínimamente invasivos son adecuados para pacientes que tienen una enfermedad valvular grave que requiere cirugía pero que se consideran de alto riesgo o no son elegibles para una cirugía a corazón abierto debido a la edad, la salud u otros factores. Estos procedimientos también se pueden utilizar para pacientes que prefieren una opción menos invasiva o que se han sometido previamente a una cirugía valvular.

Existen diferentes tipos de procedimientos transcatéter mínimamente invasivos para la reparación y el reemplazo de válvulas, según el tipo y la ubicación de la válvula. Algunos de los procedimientos transcatéter comunes son:

- **Reemplazo de válvula aórtica transcatéter (TAVR) o implante de válvula aórtica transcatéter (TAVI).** Este procedimiento reemplaza una válvula aórtica estrecha o con fugas por una válvula artificial hecha de tejido animal. La válvula artificial se comprime y se coloca a través de un catéter que se inserta a través de una pequeña incisión en la ingle o el pecho. Luego, la válvula artificial se expande y se coloca dentro de la válvula enferma, empujando las valvas viejas fuera del camino. La nueva válvula asume la función de regular el flujo sanguíneo desde el ventrículo izquierdo a la aorta.

- **Reparación transcatéter de la válvula mitral (TMVR) o reparación transcatéter de borde a borde de la válvula mitral (TMVr).** Este procedimiento repara una válvula mitral con fugas colocando un clip mecánico en las valvas de la válvula. El clip se coloca a través de un catéter que se inserta a través de una vena en la ingle y se guía hasta el corazón. El clip sujeta las valvas de la válvula, reduciendo las fugas y mejorando el flujo sanguíneo desde la aurícula izquierda al ventrículo izquierdo. El clip permanece en su lugar permanentemente, permitiendo que la válvula se abra y cierre normalmente.

- **Reemplazo de válvula mitral transcatéter (TMVR) o válvula mitral transcatéter en válvula (TMViV).** Este procedimiento reemplaza una válvula mitral dañada o enferma por una válvula artificial hecha de tejido animal. La válvula artificial se coloca a través de un catéter que se inserta a través de una pequeña incisión en el pecho y se guía hasta el corazón. Luego, la válvula artificial se expande y se coloca dentro de la válvula antigua, reemplazando su función de regular el flujo sanguíneo desde la aurícula izquierda al ventrículo izquierdo. Este procedimiento se utiliza principalmente en pacientes que se han sometido previamente a una cirugía de válvula mitral y necesitan una válvula nueva.

- **Reemplazo de válvula pulmonar transcatéter (TPVR) o válvula pulmonar transcatéter en válvula (TPViV).** Este procedimiento reemplaza una válvula pulmonar estrecha o con fugas por una válvula artificial hecha de tejido animal. La válvula artificial se coloca a través de un catéter que se inserta a través de una vena en la ingle o el cuello y se guía hasta el corazón. Luego, la válvula artificial se expande y se coloca dentro de la válvula antigua, reemplazando su función de regular el flujo sanguíneo desde el ventrículo derecho a la arteria pulmonar. Este procedimiento se utiliza principalmente para pacientes con defectos cardíacos congénitos que afectan la válvula pulmonar y necesitan una válvula nueva.

Los procedimientos transcatéter mínimamente invasivos tienen varias ventajas sobre la cirugía a corazón abierto, como:

- Tiempo de recuperación más corto y menos doloroso.
- Menos riesgo de infección, sangrado o complicaciones.
- No se necesita anestesia general ni un sistema de circulación extracorpórea
- No es necesario realizar una gran incisión en el pecho ni una esternotomía.
- No es necesario tomar medicamentos anticoagulantes de por vida (excepto para algunas válvulas mecánicas)

Sin embargo, los procedimientos transcatéter mínimamente invasivos también tienen algunas limitaciones y desafíos, como:

- Mayor costo y disponibilidad limitada.
- Menos durabilidad y rendimiento de algunas válvulas artificiales.
- Mayor riesgo de accidente cerebrovascular, lesión vascular o fuga de válvula.
- Necesidad de seguimiento y pruebas periódicas de la válvula artificial.
- Necesidad de repetir procedimientos en algunos casos.

Los procedimientos transcatéter mínimamente invasivos pueden mejorar los síntomas y la calidad de vida de las personas con enfermedad de las válvulas cardíacas, pero no son una cura. El paciente seguirá teniendo que cuidar su corazón y controlar su estado con regularidad. Es posible que el paciente también necesite realizar cambios en su estilo de vida, como dejar de fumar, llevar una dieta saludable, controlar el estrés y evitar actividades extenuantes.

Elegir el enfoque de tratamiento adecuado

Elegir el enfoque de tratamiento adecuado para su enfermedad de las válvulas cardíacas puede ser una decisión difícil y compleja. Hay muchos factores a considerar, como el tipo y la gravedad de su problema valvular, los riesgos y beneficios de cada opción, sus preferencias y valores personales, y su salud general y esperanza de vida.

El objetivo principal del tratamiento es mejorar sus síntomas y calidad de vida, prevenir complicaciones adicionales y prolongar su supervivencia. Sin embargo, cada opción de tratamiento tiene ventajas y desventajas y puede que no sea adecuada o eficaz para todos. Por lo tanto, es importante discutir sus opciones con su médico y comprender los pros y los contras de cada opción.

Algunas de las preguntas que quizás desee hacerle a su médico son:

- ¿Qué tan grave es mi enfermedad valvular y cómo afecta la función y la salud de mi corazón?

- ¿Cuáles son los posibles resultados y complicaciones de mi enfermedad valvular si no se trata o si se trata únicamente con medicamentos?
- ¿Cuáles son los diferentes tipos de cirugía o procedimientos transcatéter disponibles para mi problema valvular y cómo funcionan?
- ¿Cuáles son los riesgos y beneficios de cada opción y cómo se comparan entre sí?
- ¿Qué posibilidades hay de que cada opción mejore mis síntomas y mi calidad de vida, prevenga más complicaciones y prolongue mi supervivencia?
- ¿Qué tan duradera y confiable es cada opción y cuáles son las posibilidades de necesitar otro procedimiento en el futuro?
- ¿Qué tan largo e intensivo es el período de recuperación para cada opción y cuáles son los posibles efectos secundarios o complicaciones durante o después del procedimiento?
- ¿Cómo afectará cada opción mi estilo de vida, actividades y necesidades de medicación?

- ¿Cuáles son los costos y la disponibilidad de cada opción? ¿Mi seguro los cubrirá?
- ¿Cuáles son las preferencias y experiencias de otros pacientes con problemas valvulares y tratamientos similares?
- ¿Cuáles son mis valores y metas con respecto a mi salud y calidad de vida?

También es posible que desee buscar una segunda opinión de otro médico o especialista en válvulas cardíacas, especialmente si tiene dudas o inquietudes sobre su diagnóstico o plan de tratamiento. También es posible que desee involucrar a su familia y amigos en la toma de decisiones, ya que ellos pueden brindarle apoyo y asesoramiento.

En última instancia, la decisión es suya basándose en la mejor información disponible y en sus preferencias personales. Elija la opción con la que se sienta más cómodo y seguro y que se alinee con sus valores y objetivos. También debe estar preparado para aceptar los posibles resultados y consecuencias de su elección y estar preparado para seguir las instrucciones y recomendaciones de su médico y equipo de atención médica.

Elegir el enfoque de tratamiento adecuado para su enfermedad de las válvulas cardíacas puede ser un proceso desafiante y estresante; sin embargo, también puede ser gratificante y fortalecedor. Al estar bien informado y participar activamente en su proceso de toma de decisiones, podrá tomar la mejor decisión para su salud y bienestar.

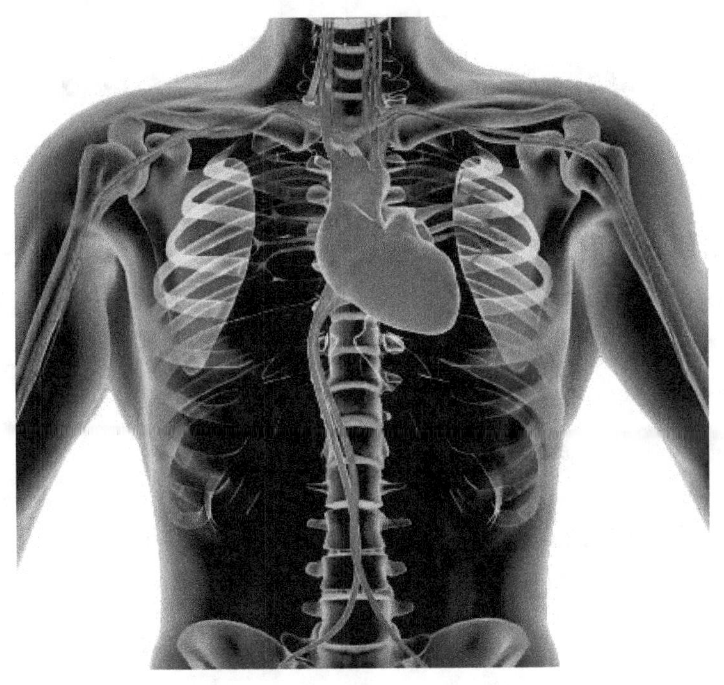

Capítulo 3

Preparación para la cirugía de válvula cardíaca

Encontrar el cirujano cardíaco adecuado

Encontrar el cirujano cardíaco adecuado es importante en la preparación para la cirugía de válvula cardíaca. Un cirujano cardíaco es un médico que se especializa en realizar cirugías en el corazón y sus válvulas. Un buen cirujano cardíaco puede mejorar sus posibilidades de una cirugía exitosa y una recuperación sin problemas.

Hay varios factores a considerar al elegir un cirujano cardíaco, como por ejemplo:

- **Credenciales y experiencia.** Debe buscar un cirujano cardíaco que esté certificado en cirugía cardiotorácica y que tenga una amplia capacitación y experiencia en la realización del tipo de cirugía que necesita. También debe verificar la reputación del cirujano, las calificaciones y las reseñas de otros pacientes y fuentes. Puede encontrar esta información en Healthgrades.com, la Sociedad de Cirujanos Torácicos o el Departamento de Salud de su estado.

- **Calidad y ubicación del hospital.** Elija un cirujano cardíaco que trabaje en un hospital con estándares y resultados de cirugía cardíaca de alta calidad. Puede comparar el desempeño y las calificaciones de diferentes hospitales en sitios web como Healthgrades.com o Medicare.gov. También debe considerar la ubicación del hospital y qué tan conveniente y accesible es para usted y su familia.

- **Estilo de comunicación y personalidad.** Elija un cirujano cardíaco que lo escuche, responda sus preguntas, le explique sus opciones y respete sus preferencias y valores. Debe sentirse cómodo y confiado con su cirujano y confiar en su criterio y experiencia. Puede evaluar el estilo de comunicación y la personalidad del cirujano durante la consulta o leyendo las reseñas de los pacientes.

- **Cobertura y costo del seguro.** Elija un cirujano cardíaco que acepte su plan de seguro y cobre tarifas razonables por la cirugía y la atención de seguimiento. También debe preguntar sobre el costo estimado de la cirugía y lo que incluye, como honorarios hospitalarios, honorarios de anestesia y cuidados postoperatorios. Además, pregunte sobre cualquier asistencia financiera o planes de pago disponibles.

Para encontrar al cirujano cardíaco adecuado, puede comenzar obteniendo referencias de su médico de atención primaria o cardiólogo, quienes pueden recomendar cirujanos en los que confían y con los que trabajan. También puede pedir sugerencias a sus familiares, amigos u otros profesionales de la salud. Luego puede investigar las credenciales, la experiencia y las reseñas de los cirujanos en línea y limitar su lista. Luego puede comunicarse con los consultorios de los cirujanos y programar una consulta para conocerlos y entrevistarlos. También puede buscar una segunda opinión de otro cirujano si tiene alguna duda o inquietud.

Qué esperar antes, durante y después de la cirugía

La cirugía de válvula cardíaca es una operación importante que requiere una preparación y recuperación cuidadosas. Saber qué esperar antes, durante y después de la cirugía puede ayudarle a sentirse más preparado y seguro. A continuación se ofrecen algunas pautas generales, pero siempre debe seguir las instrucciones y recomendaciones específicas de su médico.

Antes de la cirugía.

Antes de la cirugía, debe someterse a pruebas y evaluaciones para asegurarse de que está preparado. Estos pueden incluir análisis de sangre, radiografías de tórax, electrocardiogramas, ecocardiogramas, cateterismo cardíaco y otras pruebas de imágenes.

También se reunirá con su cirujano, anestesiólogo y otros miembros del equipo quirúrgico para analizar los detalles y riesgos de la cirugía y firmar un formulario de consentimiento.

Deberá dejar de tomar ciertos medicamentos, como anticoagulantes, antiinflamatorios o suplementos a base de hierbas, unos días o semanas antes de la cirugía, ya que pueden aumentar el riesgo de sangrado o interferir con la cirugía. También deberá ayunar (no comer ni beber nada) durante al menos ocho horas antes de la cirugía para evitar náuseas o vómitos. Es posible que le den algunos medicamentos para que tome antes de la cirugía, como antibióticos, para prevenir infecciones.

Debes empacar una bolsa con algunos artículos personales que necesitarás durante tu estadía en el hospital, como ropa cómoda, pantuflas, artículos de tocador, anteojos, audífonos, dentaduras postizas y una lista de tus medicamentos y alergias. También debe hacer arreglos para que alguien lo lleve y traiga del hospital para ayudarlo con sus actividades diarias después de la cirugía. No debe fumar, beber alcohol ni utilizar drogas recreativas antes de la cirugía, ya que pueden afectar su recuperación.

Durante la cirugía.

El día de la cirugía, lo admitirán en el hospital y lo trasladarán a un área preoperatoria, donde se pondrá una bata de hospital y le insertarán una vía intravenosa (IV) en el brazo. También tendrá algunos monitores conectados a su pecho, brazos y piernas para medir su frecuencia cardíaca, presión arterial, nivel de oxígeno y otros signos vitales. Luego lo llevarán al quirófano, donde recibirá anestesia general, lo que hará que se quede dormido y no sienta dolor durante la cirugía.

La cirugía durará varias horas, dependiendo del tipo y complejidad del procedimiento. El cirujano hará una incisión en el pecho, generalmente a lo largo del esternón, para acceder al corazón. Se le conectará a una máquina de circulación extracorpórea que se hará cargo de la función de su corazón y sus pulmones durante la cirugía. Luego, el cirujano reparará o reemplazará su válvula dañada o enferma utilizando su tejido, una válvula artificial o una válvula biológica de un donante animal o humano. Luego, el cirujano cerrará la incisión con puntos o grapas y la cubrirá con una venda. Se le desconectará de la máquina de circulación extracorpórea y su corazón reanudará su función normal.

Después de cirugía.

Después de la cirugía, lo llevarán a una sala de recuperación o a una unidad de cuidados intensivos (UCI), donde lo controlarán de cerca para detectar cualquier complicación, como sangrado, infección, arritmia o un problema con la nueva válvula. Tendrá algunos tubos y cables conectados a su cuerpo, como un tubo para respirar, un tubo torácico, un catéter urinario y una vía arterial. También recibirá algunos medicamentos, como analgésicos, antibióticos y anticoagulantes, a través de su vía intravenosa. Usted se despertará gradualmente de la anestesia y le quitarán el tubo de respiración cuando pueda respirar por sí solo.

Dependiendo de su condición y recuperación, permanecerá en el hospital durante varios días o semanas. Lo trasladarán a una habitación normal, donde seguirá recibiendo atención y apoyo de su equipo médico. Se le alentará a levantarse, caminar y hacer ejercicios respiratorios para prevenir coágulos sanguíneos, neumonía y debilidad muscular.

También se le realizarán pruebas y evaluaciones, como radiografías de tórax, electrocardiogramas, ecocardiogramas y análisis de sangre, para comprobar la función y la curación de su corazón. Se le darán algunas instrucciones y educación sobre cómo cuidar su incisión, controlar su dolor, tomar sus medicamentos y seguir una dieta y un estilo de vida saludables. También lo derivarán a un programa de rehabilitación cardíaca, que lo ayudará a recuperar su fuerza y resistencia y reducirá su riesgo de futuros problemas cardíacos.

Proceso de recuperación y rehabilitación

El proceso de recuperación y rehabilitación son esenciales para su tratamiento después de la cirugía de válvula cardíaca. Pueden ayudarlo a sanar más rápido, prevenir complicaciones y mejorar la función cardíaca y la calidad de vida. El proceso de recuperación y rehabilitación pueden variar según el tipo y extensión de su cirugía, su salud general y sus necesidades y objetivos individuales. A continuación se ofrecen algunas pautas generales, pero siempre debe seguir las instrucciones y recomendaciones específicas de su médico.

Proceso de recuperación.

El proceso de recuperación comienza inmediatamente después de la cirugía hasta que esté completamente curado y listo para reanudar sus actividades normales. El proceso de recuperación puede implicar las siguientes etapas:

- **Estancia en el hospital.** Permanecerá en el hospital durante unos días o semanas después de la cirugía, dependiendo de su condición y progreso. Su equipo médico lo controlará y cuidará de cerca, quienes controlarán sus signos vitales, la cicatrización de heridas, la función cardíaca y análisis de sangre. También recibirá medicamentos, como analgésicos, antibióticos y anticoagulantes, para ayudarlo a recuperarse y prevenir infecciones o coágulos de sangre. Se le alentará a levantarse, caminar y hacer ejercicios respiratorios para prevenir la neumonía, la debilidad muscular y los coágulos sanguíneos. También recibirá educación y asesoramiento sobre cómo cuidarse en casa, tomar sus medicamentos y seguir un estilo de vida saludable.

- **Cuidados en el hogar.** Le darán el alta del hospital cuando esté estable y listo para continuar su recuperación en casa. Necesitará que alguien lo lleve a casa y lo ayude con sus actividades diarias durante algunas semanas. También debes seguir algunas precauciones y restricciones, como evitar levantar objetos pesados, conducir o bañarte hasta que tu médico te lo permita. Debe cuidar su incisión, mantenerla limpia y seca, y estar atento a cualquier signo de infección, como enrojecimiento, hinchazón o pus También deberá tomar sus medicamentos según lo recetado y controlar sus síntomas, como dolor de pecho, dificultad para respirar o fiebre. Deberá visitar a su médico con regularidad para citas de seguimiento, donde su médico revisará su herida, su función cardíaca y sus análisis de sangre.

- **Período de recuperación.** El período de recuperación es cuando usted puede recuperarse por completo y volver a sus actividades normales. El período de recuperación puede variar de persona a persona; sin embargo, la cirugía a corazón abierto suele tardar entre 4 y 8 semanas y la cirugía mínimamente invasiva, entre 2 y 4 semanas. Durante este tiempo, aumentará gradualmente su nivel de actividad, según lo indiquen su médico y el equipo de rehabilitación cardíaca. También deberá realizar cambios en su estilo de vida, como dejar de fumar, llevar una dieta saludable para el corazón, controlar el estrés y evitar el alcohol o la cafeína. También deberá estar atento a los signos y síntomas de complicaciones, como derrames cerebrales, ataques cardíacos o problemas valvulares, y buscar atención médica inmediata si ocurren.

Rehabilitación.

La rehabilitación es un programa que le ayuda a mejorar su bienestar físico, mental y emocional después de una cirugía de válvula cardíaca. La rehabilitación puede comenzar durante su estadía en el hospital y continuar después de que regrese a casa hasta que alcance un funcionamiento y una calidad de vida óptimos. La rehabilitación puede involucrar los siguientes componentes:

- **Rehabilitación cardiaca.** La rehabilitación cardíaca es un programa supervisado que le ayuda a mejorar la salud y el estado físico de su corazón después de una cirugía de válvula cardíaca. La rehabilitación cardíaca puede incluir entrenamiento físico, educación, asesoramiento y apoyo. La rehabilitación cardíaca puede ayudarle a recuperar fuerza y resistencia, reducir el riesgo de futuros problemas cardíacos y mejorar su confianza y bienestar. La rehabilitación cardíaca generalmente se ofrece en un hospital o clínica, donde trabajará con un equipo de profesionales de la salud, como cardiólogos, enfermeras, fisioterapeutas y dietistas. La rehabilitación cardíaca puede durar varias semanas o meses, según sus necesidades y objetivos.

- **Terapia física.** La fisioterapia es un tratamiento que le ayuda a restaurar su movilidad y función después de una cirugía de válvula cardíaca. La fisioterapia puede incluir ejercicios, estiramientos, masajes, calor, frío o estimulación eléctrica. La fisioterapia puede ayudarle a mejorar su rango de movimiento, flexibilidad, equilibrio y coordinación. La fisioterapia puede ser proporcionada por un fisioterapeuta o un fisioterapeuta, ya sea en un hospital, una clínica o en casa. Dependiendo de su condición y progreso, la fisioterapia puede durar algunas semanas o meses.

- **Terapia ocupacional.** La terapia ocupacional es un tratamiento que le ayuda a realizar sus actividades y tareas diarias después de la cirugía de válvula cardíaca. La terapia ocupacional puede incluir capacitación, equipo o modificaciones. La terapia ocupacional puede ayudarlo a mejorar sus habilidades, como vestirse, bañarse, cocinar o trabajar. La terapia ocupacional puede ser brindada por un terapeuta ocupacional en un hospital, clínica o en el hogar. Dependiendo de sus necesidades y objetivos, la terapia ocupacional puede durar algunas semanas o meses.

- **Terapia psicológica.** La terapia psicológica es un tratamiento que le ayuda a afrontar sus problemas de salud emocional y mental después de una cirugía de válvula cardíaca. La terapia psicológica puede incluir asesoramiento, psicoterapia o medicación. La terapia psicológica puede ayudarle a afrontar sus sentimientos, como la ansiedad, la depresión, la ira o el duelo. La terapia psicológica también puede ayudarle a adaptarse a su nueva situación, como vivir con una válvula artificial, tomar medicamentos o hacer cambios en el estilo de vida. Un psicólogo, psiquiatra o consejero en un hospital, clínica o domicilio puede brindar terapia psicológica. Dependiendo de tus necesidades y objetivos, la terapia psicológica puede durar algunas semanas o meses.

El proceso de recuperación y rehabilitación son pasos importantes en su tratamiento después de la cirugía de válvula cardíaca. Pueden ayudarlo a sanar más rápido, prevenir complicaciones y mejorar la función cardíaca y la calidad de vida. El proceso de recuperación y rehabilitación pueden variar según el tipo y extensión de su cirugía, su salud general y sus necesidades y objetivos individuales.

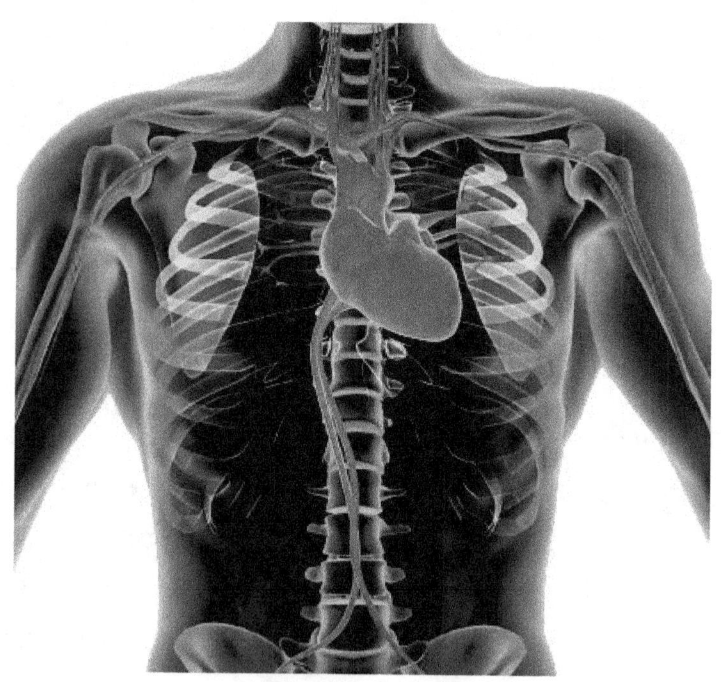

Capítulo 4

La vida después de la cirugía de válvula cardíaca

Atención de seguimiento y monitoreo

La atención de seguimiento y el monitoreo son esenciales para su tratamiento después de la cirugía de válvula cardíaca. Pueden ayudarlo a prevenir complicaciones, detectar problemas y optimizar la función cardíaca y la calidad de vida.

La atención de seguimiento y el monitoreo pueden variar según el tipo y extensión de su cirugía, su salud general y las necesidades y objetivos individuales. A continuación se ofrecen algunas pautas generales, pero siempre debe seguir las instrucciones y recomendaciones específicas de su médico.

Atención de seguimiento.

La atención de seguimiento es la atención que recibe después de la cirugía para ayudarlo a recuperarse y adaptarse a su nueva situación. La atención de seguimiento puede involucrar los siguientes aspectos:

- **Medicamentos.** Deberá tomar algunos medicamentos después de la cirugía, como anticoagulantes, antibióticos, antiarrítmicos y medicamentos para la insuficiencia cardíaca. Estos medicamentos pueden ayudarlo a prevenir infecciones, coágulos sanguíneos, arritmia e insuficiencia cardíaca. Debe tomar sus medicamentos según lo recetado y controlar sus síntomas y efectos secundarios. También necesitará análisis de sangre periódicos, como el INR, para comprobar la eficacia y seguridad de sus medicamentos. No debe suspender ni cambiar sus medicamentos sin consultar a su médico.

- **Cuidado de heridas.** Debe cuidar su incisión quirúrgica y mantenerla limpia y seca. Debe cambiar el vendaje según las instrucciones y estar atento a cualquier signo de infección, como enrojecimiento, hinchazón, dolor o pus. Debe evitar tocar, rascarse o hurgarse la herida. También debe evitar aplicar cremas, lociones o ungüentos en la herida a menos que su médico se lo indique. Debe informar cualquier problema o inquietud a su médico de inmediato.

- **Actividad y ejercicio.** Deberá reanudar gradualmente su actividad física y ejercicio después de la cirugía, según las indicaciones de su médico y del equipo de rehabilitación cardíaca. Debes comenzar con actividades ligeras, como caminar, e ir aumentando su intensidad y duración. Debe evitar actividades extenuantes, como levantar, empujar o tirar de objetos pesados hasta que su médico se lo permita. También debe evitar actividades que puedan presionar su pecho, como toser, estornudar o hacer esfuerzo. Debes escuchar a tu cuerpo y detenerte o descansar si te sientes cansado, mareado o te falta el aire. También debes beber mucho líquido y usar ropa y calzado cómodos y holgados.

- **Dieta y nutrición.** Debe seguir una dieta saludable para el corazón después de la cirugía para ayudarle a controlar su peso, presión arterial, colesterol y azúcar en sangre. Una dieta saludable para el corazón es baja en grasas saturadas, grasas trans, sal y azúcar agregada y rica en frutas, verduras, cereales integrales, proteínas magras y grasas saludables. También deberá limitar su consumo de alcohol, cafeína y tabaco, ya que pueden afectar la función cardíaca y la eficacia de los medicamentos. Debe consultar a su médico o dietista para obtener consejos y orientación más específicos.

- **Estilo de vida y hábitos.** Debe realizar algunos cambios en su estilo de vida y adoptar hábitos saludables después de la cirugía para ayudar a mejorar la salud y el bienestar de su corazón. Estos pueden incluir dejar de fumar, controlar el estrés, dormir lo suficiente y cuidar la salud mental y emocional. También debe buscar apoyo de su familia, amigos u otras fuentes, como grupos de apoyo, consejeros o comunidades en línea. También debe seguir los consejos de su médico sobre conducir, viajar, trabajar y realizar actividad sexual.

Supervisión.

El monitoreo verifica la función cardíaca y el rendimiento de las válvulas después de la cirugía para detectar cualquier problema o complicación. El seguimiento puede implicar los siguientes métodos:

- **Examen físico.** Necesitará exámenes físicos periódicos por parte de su médico, quien controlará sus signos vitales, como la presión arterial, la frecuencia cardíaca y la temperatura, y escuchará los ruidos cardíacos y los pulmones. Su médico también le preguntará acerca de sus síntomas, medicamentos y estilo de vida.

- **Ecocardiografía.** Deberá hacerse ecocardiogramas periódicamente, que son pruebas de ultrasonido que muestran la estructura y función de su corazón y sus válvulas. Los ecocardiogramas pueden ayudarlo a medir el tamaño y la forma de las cámaras de su corazón, el grosor y el movimiento de las paredes de su corazón, el flujo sanguíneo y la presión en su corazón y vasos, y la apertura y cierre de sus válvulas. Los ecocardiogramas también pueden ayudarlo a detectar cualquier problema o complicación, como fuga, estrechamiento, infección o trombosis de la válvula.

- **Electrocardiografía.** Necesitará electrocardiogramas periódicos para medir la actividad eléctrica de su corazón. Los electrocardiogramas pueden ayudarlo a controlar el ritmo y la frecuencia cardíaca y detectar cualquier arritmia, como fibrilación auricular, taquicardia ventricular o bloqueo cardíaco. Los electrocardiogramas también pueden ayudarlo a evaluar el efecto de sus medicamentos en su corazón.

- **Radiografía de pecho.** Es posible que necesite realizarse radiografías de tórax ocasionales, que son pruebas que muestran imágenes de su tórax, sus pulmones y su corazón. Las radiografías de tórax pueden ayudarlo a detectar cualquier acumulación de líquido, infección o inflamación en los pulmones, así como cualquier cambio en el tamaño o la forma de su corazón.

- **Análisis de sangre.** Es posible que necesite análisis de sangre periódicos, que miden los niveles de diferentes sustancias en la sangre. Los análisis de sangre pueden ayudarlo a controlar la función renal y hepática, el recuento sanguíneo, los electrolitos, los marcadores de inflamación y los indicadores de infección. Los análisis de sangre también pueden ayudarle a ajustar la dosis de sus medicamentos, como anticoagulantes o medicamentos para la insuficiencia cardíaca.

La atención de seguimiento y el monitoreo son esenciales para su tratamiento después de la cirugía de válvula cardíaca. Pueden ayudarlo a prevenir complicaciones, detectar problemas y optimizar la función cardíaca y la calidad de vida.

Manejar el dolor y el malestar

Controlar el dolor y el malestar es una parte integral de su recuperación después de una cirugía de válvula cardíaca. El dolor y el malestar pueden afectar su bienestar físico, mental y emocional e interferir con la curación y la rehabilitación. Por lo tanto, no debe ignorar ni soportar su dolor y malestar, sino buscar ayuda y alivio de su médico y equipo de atención médica.

La siguiente información le ayudará a comprender las causas y los tipos de dolor y malestar que puede experimentar después de la cirugía de válvula cardíaca, describirá cómo puede ayudar a sus médicos y enfermeras a evaluar y tratar su dolor y malestar, y le permitirá desempeñar un papel activo en la toma de decisiones. opciones sobre el manejo del dolor y el malestar.

Causas y tipos de dolor y malestar.

Después de la cirugía de válvula cardíaca, es posible que experimente diferentes dolores y molestias según la ubicación, intensidad, duración y frecuencia de la sensación. Algunas de las causas y tipos comunes de dolor y malestar son:

- **Dolor de incisión:** Es posible que sienta dolor, presión o ardor en el lugar de la incisión quirúrgica, especialmente cuando se mueve, tose o respira profundamente. Esto es de esperar a medida que su herida se esté curando y sus nervios se regeneren. El dolor de la incisión suele mejorar a medida que la herida cicatriza y la inflamación disminuye.

- **Dolor muscular:** Es posible que sienta dolor, rigidez o molestias en el pecho, la espalda, el cuello o los hombros. Esto se debe al trauma y la manipulación de los músculos y huesos durante la cirugía y a la prolongada inmovilidad e inactividad después de la cirugía. El dolor muscular suele mejorar con movimientos suaves, estiramientos y masajes.

- **Neuralgia:** Es posible que sienta dolor, entumecimiento, hormigueo o sensación de punzadas en el pecho, los brazos o las piernas. Esto se debe al daño o irritación de los nervios durante la cirugía o a la compresión de los nervios por hinchazón o inflamación. El dolor de los nervios generalmente mejora a medida que los nervios sanan y la hinchazón disminuye.

- **Dolor del tubo torácico:** Es posible que sienta dolor o malestar debido a los tubos torácicos insertados en su pecho para drenar líquido, sangre y aire durante y después de la cirugía. El dolor del tubo torácico generalmente mejora a medida que se retiran los tubos y los orificios sanan.

- **Dolor de garganta:** Es posible que sienta dolor de garganta debido al tubo de respiración insertado en la boca o la nariz durante la cirugía. El dolor de garganta suele mejorar con pastillas, trozos de hielo o hacer gárgaras.

- **Dolor de cabeza:** Es posible que sienta dolor o presión en la cabeza debido a la anestesia, los medicamentos, la deshidratación o la falta de sueño. Los dolores de cabeza suelen mejorar con reposo, hidratación y analgésicos.

Valoración y tratamiento del dolor y el malestar.

Los médicos y enfermeras evaluarán y tratarán su dolor y malestar utilizando diversos métodos y herramientas después de la cirugía de válvula cardíaca. Algunos de los métodos y herramientas comunes son:

- **Escala de dolor:** Se le pedirá que califique su dolor en una escala de 0 a 10, siendo 0 ningún dolor y 10 el peor dolor imaginable. Esto ayudará a sus médicos y enfermeras a medir la intensidad de su dolor y la eficacia de su tratamiento. Debe ser honesto y coherente al calificar su dolor e informar cualquier cambio o inquietud.

- **Analgésico:** Le darán analgésicos para ayudarle a aliviar su dolor y malestar. Los analgésicos tienen diferentes tipos y vías, como pastillas, inyecciones, parches o bombas. Sus médicos y enfermeras elegirán el mejor tipo y ruta según su condición, preferencia y respuesta. Debe tomar sus analgésicos según lo recetado y controlar sus síntomas y efectos secundarios. No debe suspender ni cambiar su analgésico sin consultar a su médico.

- **Métodos no farmacológicos:** También puede utilizar métodos no farmacológicos para ayudarle a afrontar el dolor y el malestar, como hielo, calor, masajes, relajación, distracción o música. Estos métodos pueden complementar sus analgésicos y mejorar su comodidad y bienestar. Debe consultar a su médico o enfermera antes de utilizar métodos no farmacológicos y seguir sus instrucciones y recomendaciones.

Elecciones y preferencias para el manejo del dolor y el malestar.

Usted tiene el derecho y la responsabilidad de participar en el manejo del dolor y el malestar después de la cirugía de válvula cardíaca. Puedes elegir y expresar tus preferencias en función de la mejor información disponible y de tus valores y objetivos. Algunas de las elecciones y preferencias que puede realizar son:

- **Establecer un objetivo de dolor:** Puede fijarse un objetivo de dolor realista y aceptable, como una puntuación de dolor de 3 o menos o poder realizar determinadas actividades sin dolor. Esto le ayudará a usted y a sus médicos y enfermeras a evaluar su progreso y ajustar su tratamiento. Debe comunicar su objetivo de dolor a sus médicos y enfermeras y actualizarlo según sea necesario.

- **Elegir un analgésico:** Podrás seleccionar uno que se adapte a tus necesidades y preferencias, como el tipo, vía, dosis y frecuencia. Debe analizar los pros y los contras de cada opción con su médico o enfermera y considerar la eficacia, seguridad, conveniencia y costo de cada opción. También debe informar a su médico o enfermera sobre cualquier alergia, intolerancia o interacción con algún medicamento.

- **Utilizando métodos no farmacológicos:** Puedes utilizar métodos no farmacológicos que funcionen para ti y te hagan sentir cómodo, como hielo, calor, masajes, relajación, distracción o música. Debes explorar diferentes métodos y descubrir cuál te ayuda más. También debe pedirle orientación y apoyo a su médico o enfermero sobre cómo utilizar estos métodos de forma segura y eficaz.

- **Buscando ayuda y apoyo:** Puede buscar ayuda y apoyo de sus médicos, enfermeras y otros profesionales de la salud, así como de su familia, amigos u otras fuentes, como grupos de apoyo, consejeros o comunidades en línea. No debes dudar ni tener miedo de pedir ayuda o apoyo; pueden marcar la diferencia en su recuperación y bienestar. También debe brindar comentarios y agradecimiento a quienes lo ayudan y apoyan.

Controlar el dolor y el malestar es una parte integral de su recuperación después de una cirugía de válvula cardíaca. El dolor y el malestar pueden afectar su bienestar físico, mental y emocional e interferir con la curación y la rehabilitación. Por lo tanto, no debe ignorar ni soportar su dolor y malestar, sino buscar ayuda y alivio de su médico y equipo de atención médica. También debe desempeñar un papel activo en el manejo del dolor y el malestar, tomar decisiones y expresar preferencias que se adapten a sus necesidades y objetivos.

Volviendo a Actividades normales

Volver a las actividades normales es uno de los principales objetivos de su recuperación después de una cirugía de válvula cardíaca. Las actividades normales son las cosas que hace en su vida diaria, como el trabajo, el ocio, los pasatiempos y las interacciones sociales. Volver a las actividades normales puede ayudarle a mejorar su bienestar físico, mental y emocional y mejorar su calidad de vida.

Sin embargo, volver a las actividades normales puede plantear desafíos y riesgos, como fatiga, estrés o complicaciones. Por lo tanto, no debe apresurarse ni obligarse a regresar a sus actividades normales, sino seguir un proceso gradual y seguro guiado por su médico y su equipo de atención médica.

La siguiente información lo ayudará a comprender los beneficios y barreras de regresar a las actividades normales después de una cirugía de válvula cardíaca, describirá cómo puede planificar y prepararse para regresar a las actividades normales y le permitirá tomar decisiones y expresar preferencias que se adapten a sus necesidades y objetivos.

Beneficios y barreras para regresar a las actividades normales.

Volver a las actividades normales después de una cirugía de válvula cardíaca puede tener muchos beneficios, como:

- Mejorar su salud física y su estado físico fortaleciendo su corazón, músculos y huesos y previniendo el aumento de peso, la diabetes y otras enfermedades crónicas.
- Mejorar su salud mental y emocional reduciendo su ansiedad, depresión y

aburrimiento y aumentando su confianza, autoestima y felicidad.

- Mejorar sus relaciones sociales y familiares reconectándose con sus seres queridos, amigos y colegas y participando en actividades significativas y agradables.

- Mejorar su desarrollo personal y profesional al reanudar su educación, carrera o pasatiempos y perseguir sus intereses y objetivos.

Sin embargo, regresar a las actividades normales después de una cirugía de válvula cardíaca también puede tener algunas barreras, como:

- Experimentar fatiga, dolor o malestar puede limitar su energía y capacidad para realizar ciertas actividades.

- Enfrentar estrés, presión o expectativas puede abrumarlo o disuadirlo de regresar a ciertas actividades.

- Encontrar complicaciones como infección, sangrado, arritmia o un problema valvular puede requerir que deje o modifique ciertas actividades.

- La falta de apoyo, orientación o recursos puede dificultar o retrasar su regreso a determinadas actividades.

Planificar y prepararse para regresar a las actividades normales.

Para superar las barreras y disfrutar de los beneficios de regresar a las actividades normales después de la cirugía de válvula cardíaca, necesita planificar y prepararse para el proceso con la ayuda de su médico ycuidado de la salud equipo. Puede utilizar los siguientes pasos para planificar y prepararse para regresar a sus actividades normales:

- **Evalúe su situación actual.** Puede evaluar su condición física, mental y emocional actual e identificar sus fortalezas y debilidades, necesidades y desafíos, y prioridades y preferencias. También puede revisar sus actividades previas a la cirugía y determinar cuáles son importantes y significativas para usted y cuáles no.

- **Establecer objetivos realistas y alcanzables.** Puede establecer objetivos a corto y largo plazo para volver a sus actividades normales en función de su situación, valores y aspiraciones actuales. Puede hacer que sus objetivos sean específicos, mensurables, alcanzables, relevantes y con plazos determinados y escribirlos o compartirlos con alguien. También puedes monitorear tu progreso y celebrar tus logros.

- **Siga un proceso gradual y seguro.** Puede seguir un proceso gradual y seguro para regresar a sus actividades normales, según las indicaciones de su médico y su equipo de atención médica. Puede comenzar con actividades de baja intensidad y baja frecuencia, como caminar, leer o mirar televisión, y aumentar gradualmente su intensidad y frecuencia a medida que mejoren su condición y tolerancia. También puede seguir precauciones y restricciones generales, como evitar levantar objetos pesados, conducir o bañarse hasta que su médico se lo permita. También puedes escuchar a tu cuerpo y detenerte o descansar si te sientes cansado, mareado o te falta el aire.

- **Busque ayuda y apoyo.** Puede buscar ayuda y apoyo de su médico y equipo de atención médica, así como de su familia, amigos u otras fuentes, como grupos de apoyo, consejeros o comunidades en línea. Puede pedir ayuda o consejo para volver a sus actividades normales y afrontar cualquier dificultad o desafío. También puede brindar comentarios y agradecimiento a quienes lo ayudan y apoyan.

Opciones y preferencias para regresar a las actividades normales.

Usted tiene el derecho y la responsabilidad de participar en su regreso a sus actividades normales después de la cirugía de válvula cardíaca. Puede elegir y expresar preferencias basándose en la mejor información disponible y en sus valores y objetivos. Algunas de las elecciones y preferencias que puede realizar son como sigue:

- **Elegir las actividades a las que quieres volver.** Puede elegir las actividades a las que desea volver según sus intereses, pasiones y objetivos. También puedes elegir actividades beneficiosas y agradables y evitar las dañinas o estresantes. También puedes probar nuevas actividades o modificar las existentes para adaptarlas a tus necesidades y habilidades.

- **Elegir el ritmo y el momento de su regreso a las actividades normales.** Puede elegir el ritmo y el momento de su regreso a las actividades normales según su condición, progreso y comodidad. También puedes elegir un ritmo y un tiempo que sean realistas y flexibles y ajustarlos según sea necesario. También puede respetar sus límites y no compararse con los demás ni con su yo anterior a la cirugía.

- **Elegir con qué personas quieres volver a tus actividades normales.** Puede elegir con qué personas desea volver a sus actividades normales en función de sus relaciones, expectativas y compatibilidad. También puedes elegir personas que te apoyen y te animen y evitar aquellas que sean negativas o exigentes. También puede comunicar sus necesidades y preferencias a las personas con las que regresa a sus actividades normales y respetar también sus necesidades y preferencias.

Volver a las actividades normales es uno de los principales objetivos de su recuperación después de una cirugía de válvula cardíaca. Las actividades normales son las cosas que hace en su vida diaria, como el trabajo, el ocio, los pasatiempos y las interacciones sociales. Volver a las actividades normales puede ayudarle a mejorar su bienestar físico, mental y emocional y mejorar su calidad de vida.

Dieta y Pautas de estilo de vida

Las pautas dietéticas y de estilo de vida son importantes para el tratamiento y la prevención después de la cirugía de válvula cardíaca. Las pautas dietéticas y de estilo de vida pueden ayudarlo a mejorar la función y la salud de su corazón, reducir el riesgo de complicaciones y recurrencia y mejorar su calidad de vida. Las pautas de dieta y estilo de vida pueden variar según el tipo y el alcance de su cirugía, la salud general y las necesidades y objetivos individuales. A continuación se ofrecen algunas pautas generales, pero siempre debe seguir las instrucciones y recomendaciones específicas de su médico.

Pautas dietéticas.

Las pautas dietéticas recomiendan qué y cuánto debe comer y beber después de una cirugía de válvula cardíaca. Las pautas dietéticas pueden ayudarlo a controlar su peso, presión arterial, colesterol y azúcar en sangre y prevenir infecciones, coágulos sanguíneos e inflamación. Las pautas dietéticas pueden implicar los siguientes aspectos:

- **Calorías.** Las calorías son las unidades de energía que se obtienen de los alimentos y bebidas. Necesitas calorías para alimentar tu cuerpo y apoyar tu recuperación, pero ni demasiadas ni muy pocas. Debe consumir suficientes calorías para mantener un peso saludable, ya que el sobrepeso o el bajo peso pueden forzar su corazón y aumentar el riesgo de complicaciones. Debe consultar a su médico o dietista para conocer sus necesidades calóricas y controlar su peso con regularidad.

- **Proteína.** La proteína es el nutriente que ayuda a desarrollar y reparar los músculos, tejidos y órganos, incluidos el corazón y las válvulas. Necesita proteínas para curar su herida, prevenir infecciones y apoyar su sistema inmunológico. Debes comer suficiente proteína para satisfacer tus necesidades, pero ni demasiada ni muy poca. Debes elegir fuentes de proteínas magras y de alta calidad, como pescado, aves, huevos, lácteos, soja, frutos secos y legumbres. Debes evitar las carnes procesadas y grasas, como el tocino, las salchichas o el jamón, ya que tienen un alto contenido en grasas saturadas, sal y aditivos.

- **Carbohidratos.** Los carbohidratos son los nutrientes que proporcionan energía al cuerpo y al cerebro. Necesitas carbohidratos para impulsar tu actividad y recuperación, pero ni demasiados ni muy pocos. Debes elegir carbohidratos complejos y ricos en fibra, como cereales integrales, frutas, verduras y legumbres. Debes evitar los carbohidratos simples y refinados, como el pan blanco, el arroz blanco, la bollería, los dulces y los refrescos, ya que son bajos en nutrientes y fibra y altos en azúcar y calorías.

- **Gordo.** La grasa es el nutriente que ayuda a absorber vitaminas, hormonas y membranas celulares. Necesita grasa para respaldar su salud y recuperación, pero ni demasiada ni muy poca. Debes elegir grasas saludables e insaturadas, como aceite de oliva, aguacate, frutos secos, semillas y pescado. Debes evitar las grasas saturadas y no saludables, como la mantequilla, la manteca de cerdo, la nata, el queso y las carnes grasas, ya que tienen un alto contenido de colesterol y calorías y pueden obstruir las arterias y dañar el corazón. También debes limitar la ingesta de grasas trans, que son grasas artificiales que se encuentran en algunos alimentos procesados y fritos, como la margarina, los pasteles, las galletas y las patatas fritas, ya que dañan el corazón y la salud.

- **Vitaminas y minerales.** Las vitaminas y los minerales son los nutrientes que ayudan a regular las funciones y procesos del cuerpo, como la coagulación de la sangre, la cicatrización de heridas y la respuesta inmune. Necesita vitaminas y minerales para respaldar su salud y recuperación, pero ni demasiadas ni muy pocas. La mayoría de las vitaminas y minerales se deben obtener de los alimentos y bebidas, especialmente de las frutas, las verduras y los cereales integrales, que son ricos en antioxidantes, fitoquímicos y fibra. Debe evitar tomar suplementos a menos que se los recete su médico, ya que algunos suplementos pueden interferir con sus medicamentos o causar efectos secundarios. También debes tener cuidado con la ingesta de vitamina K, que se encuentra en vegetales de hojas verdes como las espinacas, la col rizada o el brócoli, ya que puede afectar la eficacia de los anticoagulantes. Debe consultar a su médico o dietista para conocer sus necesidades de vitaminas y minerales y controlar sus análisis de sangre con regularidad.

- **Fluidos.** Los líquidos son los líquidos que ayudan a hidratar el cuerpo y eliminar toxinas y desechos. Necesita líquidos para apoyar su salud y recuperación, pero ni demasiado ni muy poco. Debe beber suficientes líquidos para mantener la orina clara o de color amarillo pálido y prevenir la deshidratación, el estreñimiento o los cálculos renales. Debes elegir el agua como principal fuente de líquidos y limitar el consumo de otras bebidas, como jugo, leche, café, té o alcohol, ya que pueden contener azúcar, calorías, cafeína o etanol, afectando la función cardíaca y la medicación. eficacia. También debes limitar el consumo de sal, que se encuentra en la sal de mesa, la salsa de soja, los alimentos enlatados y los alimentos procesados, ya que puede provocar retención de líquidos, presión arterial alta e insuficiencia cardíaca. Debe consultar a su médico o dietista para conocer sus necesidades de líquidos y sal y controlar sus síntomas y signos de sobrecarga de líquidos, como hinchazón, dificultad para respirar o aumento de peso.

Pautas de estilo de vida.

Las pautas de estilo de vida recomiendan cómo debe vivir y comportarse después de una cirugía de válvula cardíaca. Las pautas de estilo de vida pueden ayudarlo a mejorar su bienestar físico, mental y emocional y prevenir complicaciones y recurrencias. Las pautas de estilo de vida pueden involucrar los siguientes aspectos:

- **Actividad y ejercicio.** La actividad y el ejercicio son movimientos que ayudan a fortalecer el corazón, los músculos y los huesos y mejorar la circulación sanguínea, el suministro de oxígeno y el metabolismo. Necesita actividad y ejercicio para favorecer su recuperación y su salud, pero ni demasiado ni muy poco. Debes seguir un proceso gradual y seguro para retomar tu actividad y ejercicio, según te indique tu médico y el equipo de rehabilitación cardíaca. Debes comenzar con actividades de baja intensidad y baja frecuencia, como caminar, y aumentar gradualmente tu intensidad y frecuencia a medida que tu condición y tolerancia mejoren. Debe evitar actividades extenuantes y de alto impacto, como correr, saltar o levantar objetos pesados, hasta que su médico se lo permita. También debe seguir algunas precauciones y restricciones generales, como evitar actividades que puedan presionar su pecho, como toser, estornudar o hacer esfuerzos. Debes escuchar a tu cuerpo y detenerte o descansar si te sientes cansado, mareado o te falta el aire. También debes beber mucho líquido y usar ropa y calzado cómodos y holgados.

- **Tabaquismo y alcohol.** Fumar y beber alcohol son hábitos que dañan el corazón, los pulmones y los vasos sanguíneos y aumentan el riesgo de complicaciones y recurrencia. Debe dejar de fumar y limitar el consumo de alcohol después de la cirugía de válvula cardíaca, ya que pueden afectar la función cardíaca y la eficacia de los medicamentos.

Debe buscar ayuda y apoyo de su médico y equipo de atención médica, así como de su familia, amigos u otras fuentes, como grupos de apoyo, consejeros o comunidades en línea, para ayudarlo a dejar de fumar y limitar su consumo de alcohol. También debe evitar la exposición al humo de segunda mano, que también puede dañar su corazón y su salud.

- **Estrés y emociones.** El estrés y las emociones son los sentimientos y reacciones que afectan su estado de ánimo, comportamiento y bienestar. Es posible que experimente estrés y emociones después de la cirugía de válvula cardíaca, como ansiedad, depresión, ira o pena, mientras afronta su afección, la cirugía y la recuperación. Después de la cirugía de válvula cardíaca, debe controlar su estrés y sus emociones, ya que pueden afectar la función y la salud de su corazón. Debe buscar ayuda y apoyo de su médico y equipo de atención médica, así como de su familia, amigos u otras fuentes, como grupos de apoyo, consejeros o comunidades en línea, para ayudarlo a afrontar su estrés y sus emociones. También debes practicar técnicas de relajación, como la respiración, la meditación o el yoga, que te ayudarán a calmar tu mente y tu cuerpo. También debes participar en actividades agradables, como pasatiempos, música o lectura, que te ayuden a distraerte y mejorar tu estado de ánimo.

- **Educación y sensibilización.** La educación y la concientización son el conocimiento y la comprensión que lo ayudan a tomar decisiones informadas y a tomar medidas para su salud y recuperación. Debes educarte y tomar conciencia de ti mismo después de la cirugía de válvula cardíaca, ya que puede ayudarte a mejorar tus resultados y tu calidad de vida. Debe buscar información y orientación de su médico, equipo de atención médica y otras fuentes confiables, como libros, sitios web u organizaciones, para ayudarlo a conocer su afección, cirugía y recuperación. También debe estar atento a los signos y síntomas de complicaciones, como infección, sangrado, arritmia o un problema valvular, y buscar atención médica inmediata si ocurren. También debe conocer los factores que pueden afectar la función y la salud de su corazón, como la dieta, el estilo de vida, los medicamentos y la atención de seguimiento, y seguir las instrucciones y recomendaciones de su médico.

Las pautas dietéticas y de estilo de vida son importantes para el tratamiento y la prevención después de la cirugía de válvula cardíaca. Las pautas dietéticas y de estilo de vida pueden ayudarlo a mejorar la función y la salud de su corazón, reducir el riesgo de complicaciones y recurrencia y mejorar su calidad de vida. Las pautas de dieta y estilo de vida pueden variar según el tipo y el alcance de su cirugía, la salud general y las necesidades y objetivos individuales.

Capítulo 5

Mejorando su salud cardiovascular

Manejo de los factores de riesgo de enfermedades cardíacas

Controlar los factores de riesgo de enfermedades cardíacas es una de las formas más efectivas de mejorar la salud cardiovascular y prevenir complicaciones y recurrencias después de la cirugía de válvula cardíaca. Los factores de riesgo de enfermedad cardíaca son las condiciones o comportamientos que aumentan las posibilidades de desarrollar o empeorar una enfermedad cardíaca.

Algunos factores de riesgo de enfermedades cardíacas son modificables, lo que significa que usted puede cambiarlos o controlarlos, como fumar, presión arterial alta o colesterol alto. Algunos factores de riesgo de enfermedades cardíacas no son modificables, lo que significa que no se pueden cambiar ni controlar, como la edad, el sexo o los antecedentes familiares.

La siguiente información lo ayudará a comprender los factores de riesgo comunes de enfermedades cardíacas, describirá cómo puede medir y monitorear sus factores de riesgo de enfermedades cardíacas y le permitirá tomar medidas y tomar decisiones para reducir sus factores de riesgo de enfermedades cardíacas.

Factores de riesgo comunes de enfermedades cardíacas

Según la Asociación Estadounidense del Corazón, los factores de riesgo comunes de enfermedad cardíaca son:

- **Hipertensión.** La presión arterial alta, también llamada hipertensión, es una afección que ocurre cuando la fuerza de la sangre contra las paredes de las arterias es demasiado alta. La presión arterial alta puede dañar las arterias, el corazón y otros órganos y aumentar el riesgo de sufrir un ataque cardíaco, un derrame cerebral, insuficiencia cardíaca y enfermedad renal. La presión arterial alta a menudo no presenta signos ni síntomas, por lo que controlar su presión arterial con regularidad es esencial.

- **Colesterol alto en sangre.** El colesterol alto en sangre, también llamado hipercolesterolemia, es una afección que se produce cuando se tiene demasiado colesterol en la sangre. El colesterol es una sustancia cerosa parecida a la grasa necesaria para producir hormonas, vitamina D y ácidos biliares. Sin embargo, demasiado colesterol puede acumularse en las arterias y formar placas, que pueden estrechar o bloquear el flujo sanguíneo al corazón y otros órganos y aumentar el riesgo de sufrir un ataque cardíaco, un derrame cerebral y una enfermedad arterial periférica. El colesterol alto en sangre generalmente no presenta signos ni síntomas, por lo que es importante controlar sus niveles de colesterol en sangre con regularidad.

- **De fumar.** Fumar o consumir cualquier producto de tabaco es un hábito que daña el corazón, los pulmones y los vasos sanguíneos y aumenta el riesgo de sufrir enfermedades cardíacas y muchas otras enfermedades. Fumar daña el revestimiento de las arterias, reduce la cantidad de oxígeno en la sangre, aumenta la presión arterial y la frecuencia cardíaca, aumenta la probabilidad de que la sangre se coagule y reduce el colesterol HDL (bueno). Fumar también lo expone a usted y a otras personas a sustancias químicas nocivas, como la nicotina, el monóxido de carbono y el alquitrán. Fumar también puede afectar la eficacia de sus medicamentos y la curación de la herida después de la cirugía de válvula cardíaca.

- **Diabetes.** La diabetes, también llamada diabetes mellitus, es una afección que ocurre cuando el nivel de azúcar (glucosa) en la sangre es demasiado alto. La glucosa es la principal fuente de energía para las células y proviene de los alimentos que consume. La insulina es una hormona que ayuda a que la glucosa llegue a las células. Si tiene diabetes, su cuerpo no produce suficiente insulina, no puede utilizar la insulina que produce, o ambas cosas. Como resultado, la glucosa permanece en la sangre y puede causar problemas de salud graves. La diabetes puede dañar el corazón, los vasos sanguíneos, los nervios, los ojos y los riñones y aumentar el riesgo de sufrir enfermedades cardíacas, accidentes cerebrovasculares y enfermedades renales. La diabetes también puede afectar la curación de la herida después de una cirugía de válvula cardíaca.

- **Obesidad.** La obesidad, también llamada sobrepeso, es una condición que ocurre cuando se tiene demasiada grasa corporal. La obesidad puede afectar su salud de muchas maneras y aumentar su riesgo de sufrir enfermedades cardíacas y muchas otras enfermedades. La obesidad puede elevar la presión arterial, el colesterol y los niveles de azúcar en sangre y provocar inflamación y estrés oxidativo. La obesidad también puede dificultarle la respiración, el movimiento y el ejercicio y afectar su autoestima y su salud mental. La obesidad también puede afectar el éxito y la recuperación de su cirugía de válvula cardíaca.

- **La inactividad física.** La inactividad física, también llamada estilo de vida sedentario, es un hábito que implica poca o ninguna actividad física o ejercicio. La inactividad física puede afectar su salud de muchas maneras y aumentar su riesgo de sufrir enfermedades cardíacas y muchas otras enfermedades. La inactividad física puede debilitar el corazón, los músculos y los huesos, lo que reduce el metabolismo y el sistema inmunológico. La inactividad física también puede aumentar la presión arterial, el colesterol y los niveles de azúcar en la sangre, provocar aumento de peso y estrés mental. La inactividad física también puede afectar la curación de la herida y el funcionamiento de la válvula después de una cirugía de válvula cardíaca.

- **Estrés.** El estrés, también llamado estrés psicológico, es un sentimiento o reacción que se produce cuando te enfrentas a un desafío o una amenaza. El estrés puede afectar su salud de muchas maneras y aumentar su riesgo de sufrir enfermedades cardíacas y muchas otras enfermedades. El estrés puede desencadenar la respuesta de lucha o huida de su cuerpo, aumentando la presión arterial, la frecuencia cardíaca y los niveles de azúcar en la sangre y liberando hormonas, como la adrenalina y el cortisol, que pueden dañar el corazón y los vasos sanguíneos. El estrés también puede afectar su estado de ánimo, comportamiento y bienestar y causar ansiedad, depresión, ira o tristeza. El estrés también puede afectar sus elecciones de estilo de vida, como fumar, beber, comer o dormir. El estrés también puede afectar la curación y el funcionamiento de la herida después de una cirugía de válvula cardíaca.

Mida y controle sus factores de riesgo de enfermedad cardíaca.

Para controlar sus factores de riesgo de enfermedad cardíaca, debe medirlos y controlarlos periódicamente, con la ayuda de su médico y su equipo de atención médica. Puede utilizar varios métodos y herramientas para medir y controlar sus factores de riesgo de enfermedad cardíaca, como:

- **Monitor de presión arterial.** Un monitor de presión arterial es un dispositivo que mide la fuerza de la sangre contra las paredes de las arterias. Puede utilizar un monitor de presión arterial en casa, en una farmacia o en una clínica para controlar su presión arterial con regularidad. Debe seguir correctamente las instrucciones del tensiómetro y registrar sus lecturas. También debe compartir sus lecturas con su médico y seguir sus consejos para reducir su presión arterial si es demasiado alta.

- **Prueba de sangre.** Un análisis de sangre es una prueba que mide los niveles de diferentes sustancias en la sangre, como el colesterol, la glucosa o los marcadores de inflamación. Puede realizarse un análisis de sangre en un laboratorio, una clínica o un hospital, según lo indique su médico. Debes seguir las instrucciones sobre cómo prepararte para el análisis de sangre, como ayunar o evitar ciertos medicamentos. También debe revisar sus resultados con su médico y seguir sus consejos para mejorar sus niveles en sangre si son anormales.

- **Programa para dejar de fumar.** Un programa para dejar de fumar es un programa que le ayuda a dejar de fumar y mantenerse libre de humo. Puede unirse a un programa para dejar de fumar en una clínica, un hospital o en línea, según lo recomiende su médico. Debe seguir las instrucciones sobre cómo utilizar eficazmente el programa para dejar de fumar, como fijar una fecha para dejar de fumar, usar productos de reemplazo de nicotina o tomar medicamentos. También debe buscar apoyo de su médico, equipo de atención médica, familiares, amigos u otras fuentes, como grupos de apoyo, consejeros o comunidades en línea, para ayudarlo a dejar de fumar y afrontar los síntomas de abstinencia.

- **Programa de manejo de diabetes.** Un programa de control de la diabetes es un programa que le ayuda a controlar su nivel de azúcar en sangre y a prevenir o retrasar las complicaciones de la diabetes. Puede unirse a un programa de control de la diabetes en una clínica, un hospital o en línea, según lo recomiende su médico. Debe seguir las instrucciones sobre cómo utilizar el programa de control de la diabetes de forma eficaz, como controlar su nivel de azúcar en sangre, tomar sus medicamentos, seguir su plan de alimentación y hacer ejercicio con regularidad. También debe buscar apoyo de su médico, equipo de atención médica, familiares, amigos u otras fuentes, como grupos de apoyo, consejeros o comunidades en línea, para ayudarlo a controlar su nivel de azúcar en sangre y afrontar la diabetes.

- **Programa de control de peso.** Un programa de control de peso es un programa que le ayuda a alcanzar y mantener un peso saludable. Puede unirse a un programa de control de peso en una clínica, un hospital o en línea, según lo recomiende su médico. Debe seguir las instrucciones sobre cómo utilizar el programa de control de peso de forma eficaz, como establecer un objetivo de peso, realizar un seguimiento de sus calorías, llevar una dieta equilibrada y realizar actividad física. También debe buscar el apoyo de su médico, equipo de atención médica, familiares, amigos u otras fuentes, como grupos de apoyo, consejeros o comunidades en línea, para ayudarlo a alcanzar y mantener un peso saludable.

- **Programa de actividad física.** Un programa de actividad física es un programa que le ayuda a aumentar su actividad física y ejercicio. Como recomienda tu médico, puedes unirte a un programa de actividad física en un gimnasio, un parque o en línea. Debe seguir las instrucciones sobre cómo utilizar el programa de actividad física de manera eficaz, como elegir una actividad que disfrute, comenzar lenta y gradualmente, calentar y enfriar y mantenerse hidratado. También debe buscar apoyo de su médico, equipo de atención médica, familiares, amigos u otras fuentes, como entrenadores, entrenadores o comunidades en línea, para ayudarlo a aumentar su actividad física y ejercicio.

- **Programa de manejo del estrés.** Un programa de manejo del estrés es un programa que le ayuda a afrontar el estrés y las emociones. Puede unirse a un programa de manejo del estrés en una clínica, un hospital o en línea, según lo recomiende su médico. Debe seguir las instrucciones sobre cómo utilizar el programa de manejo del estrés de manera efectiva, como identificar y evitar los factores estresantes, practicar técnicas de relajación, expresar sus sentimientos y buscar ayuda cuando sea necesario. También debe buscar apoyo de su médico, equipo de atención médica, familiares, amigos u otras fuentes, como grupos de apoyo, consejeros o comunidades en línea, para ayudarlo a afrontar el estrés y las emociones.

Acciones y opciones para reducir los factores de riesgo de enfermedades cardíacas

Para reducir sus factores de riesgo de enfermedad cardíaca, debe tomar medidas y tomar decisiones que beneficien su corazón y su salud, con la ayuda de su médico y su equipo de atención médica. Puede utilizar varios métodos y herramientas para actuar y tomar decisiones, como por ejemplo:

- **Medicamentos.** Los medicamentos son medicamentos que ayudan a reducir la presión arterial, el colesterol en la sangre, el azúcar en la sangre o la coagulación de la sangre y previenen o tratan las complicaciones. Puede tomar los medicamentos recetados por su médico y controlar sus síntomas y efectos secundarios. No debe suspender ni cambiar sus medicamentos sin consultar a su médico. También debe informar a su médico sobre alergias, intolerancias o interacciones entre medicamentos.

- **Cambios en el estilo de vida.** Los cambios en el estilo de vida son las modificaciones que usted realiza en sus hábitos y comportamientos, como dejar de fumar, limitar el alcohol, comer de manera saludable, estar activo y controlar el estrés. Puede realizar cambios en su estilo de vida según lo aconsejen su médico y su equipo de atención médica y controlen su progreso y resultados. No debes realizar cambios drásticos o poco realistas que puedan perjudicar tu salud o bienestar. También debe buscar ayuda de su médico, equipo de atención médica, familiares, amigos u otras fuentes, como grupos de apoyo, consejeros o comunidades en línea, para ayudarlo a realizar y mantener cambios en su estilo de vida.

- **Educación y sensibilización.** La educación y la concientización son el conocimiento y la comprensión que lo ayudan a tomar decisiones informadas y actuar por su salud y prevención. Puede informarse y tomar conciencia buscando información y orientación de su médico y equipo de atención médica, así como de otras fuentes confiables, como libros, sitios web u organizaciones, que lo ayuden a conocer sus factores de riesgo de enfermedad cardíaca y cómo tratarlos. reducirlos. También puede estar atento a los signos y síntomas de complicaciones, como dolor en el pecho, dificultad para respirar o palpitaciones, y buscar atención médica inmediata si ocurren. También puede conocer los factores que pueden afectar la función y la salud de su corazón, como la dieta, el estilo de vida, los medicamentos y la atención de seguimiento, y seguir las instrucciones y recomendaciones de su médico.

Controlar los factores de riesgo de enfermedades cardíacas es una de las formas más efectivas de mejorar la salud cardiovascular y prevenir complicaciones y recurrencias después de la cirugía de válvula cardíaca. Los factores de riesgo de enfermedad cardíaca son las condiciones o comportamientos que aumentan las posibilidades de desarrollar o empeorar una enfermedad cardíaca.

Algunos factores de riesgo de enfermedades cardíacas son modificables, lo que significa que usted puede cambiarlos o controlarlos, como fumar, presión arterial alta o colesterol alto.

Nutrición y ejercicio para la salud del corazón

La nutrición y el ejercicio son dos de los factores más críticos para su salud cardiovascular. La nutrición y el ejercicio pueden ayudarlo a prevenir o controlar enfermedades cardíacas, reducir el riesgo de complicaciones y recurrencia después de la cirugía de válvula cardíaca y mejorar su calidad de vida. La nutrición y el ejercicio también pueden ayudarle a controlar el peso, la presión arterial, el colesterol, el azúcar en sangre y la inflamación, factores de riesgo comunes de enfermedades cardíacas.

La siguiente información le ayudará a comprender los beneficios y las pautas de la nutrición y el ejercicio para la salud del corazón, describirá cómo puede planificar y prepararse para la nutrición y el ejercicio para la salud del corazón y le permitirá actuar y tomar decisiones que se adapten a sus necesidades y objetivos.

Beneficios y pautas de la nutrición y el ejercicio para la salud del corazón

La nutrición y el ejercicio para la salud del corazón pueden tener muchos beneficios, como por ejemplo:

- Fortalece su corazón, músculos y huesos y mejora su circulación sanguínea, suministro de oxígeno y metabolismo.
- Reducir la presión arterial, el colesterol en sangre, el azúcar en sangre y la inflamación, y prevenir o tratar complicaciones como infección, sangrado, arritmia o problemas valvulares.
- Mejorar su estado de ánimo, energía, confianza y felicidad, y reducir el estrés, la ansiedad, la depresión y el aburrimiento.
- Apoyar su desarrollo personal y profesional y permitirle retomar sus actividades normales, como trabajo, ocio, pasatiempos e interacciones sociales.

La nutrición y el ejercicio para la salud del corazón también pueden seguir algunas pautas generales, como:

- Llevar una dieta equilibrada y variada que enfatice las frutas, verduras, cereales integrales, proteínas magras, grasas y líquidos saludables y limite la sal, el azúcar, las grasas saturadas y el alcohol.

- Estar físicamente activo y ejercitarse al menos 150 minutos por semana, con actividades de intensidad moderada y vigorosa, como caminar, trotar, andar en bicicleta, nadar o hacer ejercicios aeróbicos.

- Seguir un proceso gradual y seguro para reanudar su nutrición y ejercicio para la salud del corazón, según las indicaciones de su médico y su equipo de rehabilitación cardíaca.

- Escuche a su cuerpo y deténgase o descanse si se siente cansado, mareado o le falta el aire.

Planifique y prepárese para la nutrición y el ejercicio para la salud del corazón.

Para disfrutar de los beneficios y seguir pautas de nutrición y ejercicio para la salud del corazón, debe planificar y prepararse para el proceso con la ayuda de su médico y equipo de atención médica. Puede seguir los siguientes pasos para planificar y prepararse para la nutrición y el ejercicio para la salud del corazón:

- **Evalúe su situación actual.** Puede evaluar su condición física, mental y emocional actual e identificar sus fortalezas y debilidades, necesidades y desafíos, y prioridades y preferencias. También puede revisar sus hábitos de nutrición y ejercicio previos a la cirugía y determinar cuáles son beneficiosos y agradables para usted y cuáles no.

- **Establecer objetivos realistas y alcanzables.** Puede establecer objetivos a corto y largo plazo de nutrición y ejercicio para la salud del corazón en función de su situación actual y sus valores y aspiraciones personales. Puede hacer que sus objetivos sean específicos, mensurables, alcanzables, relevantes y con plazos determinados y escribirlos o compartirlos con alguien. También puedes monitorear tu progreso y celebrar tus logros.

- **Busque ayuda y apoyo.** Puede buscar ayuda y apoyo de su médico y equipo de atención médica, así como de su familia, amigos u otras fuentes, como grupos de apoyo, consejeros o comunidades en línea. Puede pedir ayuda o consejo sobre cómo planificar y prepararse para la nutrición y el ejercicio para la salud del corazón y cómo afrontar cualquier dificultad o desafío. También puede brindar comentarios y agradecimiento a quienes lo ayudan y apoyan.

Opciones y preferencias de nutrición y ejercicio para la salud del corazón.

Usted es responsable de participar en su nutrición y ejercicio para la salud del corazón. Puede elegir y expresar preferencias basándose en la mejor información disponible y en sus valores y objetivos.

Algunas de las elecciones y preferencias que puede realizar son:

- Elegir los alimentos y bebidas que deseas consumir. Podrás elegir los alimentos y bebidas que deseas consumir según tus intereses, gustos y objetivos. También puede elegir alimentos y bebidas que le resulten nutritivos y deliciosos y evitar alimentos y bebidas que le resulten perjudiciales o desagradables. También puedes probar nuevos alimentos y bebidas o modificar los existentes para adaptarlos a tus necesidades y preferencias.

- Eligiendo las actividades y ejercicios que quieres realizar. Puedes elegir las actividades y ejercicios que deseas realizar en función de tus intereses, pasiones y objetivos. También puede elegir las actividades y ejercicios que le resulten beneficiosos y agradables y evitar las actividades y ejercicios que le resulten perjudiciales o estresantes. También puedes probar nuevas actividades y ejercicios o modificar los existentes para adaptarlos a tus necesidades y habilidades.

- Elegir el ritmo y el momento de su nutrición y ejercicio para la salud del corazón. Puede elegir el ritmo y el momento de su nutrición y ejercicio para la salud del corazón según su condición, progreso y comodidad. También puedes elegir un ritmo y un tiempo que sean realistas y flexibles y ajustarlos según sea necesario. También puede respetar sus límites y no compararse con los demás ni con su yo anterior a la cirugía.

- Elegir las personas con las que desea compartir su nutrición y ejercicio para la salud del corazón. Puede elegir las personas con las que desea compartir su nutrición y ejercicio para la salud del corazón según sus relaciones, expectativas y compatibilidad. También puedes elegir personas que te apoyen y te animen y evitar aquellas que sean negativas o exigentes. También puede comunicar sus necesidades y preferencias a las personas con las que comparte su nutrición y ejercicio para la salud del corazón y respetar sus necesidades y preferencias.

La nutrición y el ejercicio son dos de los factores más importantes para tu salud cardiovascular. La nutrición y el ejercicio pueden ayudarlo a prevenir o controlar enfermedades cardíacas, reducir el riesgo de complicaciones y recurrencia después de la cirugía de válvula cardíaca y mejorar su calidad de vida. La nutrición y el ejercicio también pueden ayudarle a controlar el peso, la presión arterial, el colesterol, el azúcar en sangre y la inflamación, factores de riesgo comunes de enfermedades cardíacas.

Técnicas de manejo y estrés

Las técnicas de manejo del estrés son métodos y herramientas que lo ayudan a enfrentar el estrés y las emociones después de una cirugía de válvula cardíaca. El estrés y las emociones son los sentimientos y reacciones que afectan su estado de ánimo, comportamiento y bienestar. Es posible que experimente estrés y emociones después de la cirugía de válvula cardíaca, como ansiedad, depresión, ira o pena, mientras afronta su afección, la cirugía y la recuperación.

El estrés y las emociones pueden afectar la función y la salud de su corazón y aumentar su riesgo de complicaciones y recurrencia. El estrés y las emociones también pueden afectar sus elecciones de estilo de vida, como fumar, beber, comer o dormir. El estrés y las emociones también pueden afectar la curación de la herida y el funcionamiento de la válvula después de la cirugía de la válvula cardíaca.

La siguiente información lo ayudará a comprender los beneficios y los tipos de técnicas de manejo del estrés, describirá cómo puede practicar y aplicar técnicas de manejo del estrés y lo capacitará para actuar y tomar decisiones que se adapten a sus necesidades y objetivos.

Beneficios y tipos de técnicas de manejo del estrés

Las técnicas de manejo del estrés pueden tener muchos beneficios, tales como:

- Reducir la presión arterial, la frecuencia cardíaca y la inflamación previene o trata complicaciones como infección, sangrado, arritmia o problemas valvulares.

- Mejorar su estado de ánimo, energía, confianza y felicidad, y reducir el estrés, la ansiedad, la depresión y el aburrimiento.

- Apoyar su desarrollo personal y profesional y permitirle retomar sus actividades normales, como trabajo, ocio, pasatiempos e interacciones sociales.

Las técnicas de manejo del estrés también se pueden clasificar en dos tipos según cómo abordan la fuente o respuesta del estrés:

- **Afrontamiento centrado en el problema.** El afrontamiento centrado en el problema es una técnica de manejo del estrés que tiene como objetivo cambiar o eliminar la fuente del estrés, como un desafío o una amenaza. El afrontamiento centrado en el problema implica identificar y evitar factores estresantes, encontrar soluciones o alternativas, establecer metas y prioridades y tomar acciónes y responsabilidades. El afrontamiento centrado en los problemas puede ayudarle a recuperar el control y la confianza y a reducir o prevenir el estrés.

- **Afrontamiento centrado en las emociones.** El afrontamiento centrado en las emociones es una técnica de manejo del estrés que tiene como objetivo cambiar o regular la respuesta al estrés, como un sentimiento o una reacción. El afrontamiento centrado en las emociones puede implicar expresar y aceptar sus sentimientos, buscar apoyo y consuelo, practicar técnicas de relajación, participar en actividades agradables y replantear su perspectiva. El afrontamiento centrado en las emociones puede ayudarle a calmar la mente y el cuerpo y a afrontar el estrés.

Acciones y opciones para técnicas de manejo del estrés.

Usted tiene el derecho y la responsabilidad de participar en su manejo del estrés. Puede actuar y tomar decisiones basándose en la mejor información disponible y en sus valores y objetivos. Algunas de las acciones y elecciones que puedes hacer son:

- Elegir las técnicas de manejo del estrés que desea utilizar. Puede elegir las técnicas de manejo del estrés que desea utilizar según sus intereses, pasiones y objetivos. También puede elegir las técnicas de manejo del estrés que le resulten beneficiosas y agradables y evitar las técnicas de manejo del estrés que le resulten perjudiciales o estresantes. También puede probar nuevas técnicas de manejo del estrés o modificar las existentes para adaptarlas a sus necesidades y preferencias.

- Elegir el ritmo y el momento de su gestión del estrés. Puede elegir el ritmo y el momento de su manejo del estrés según su condición, progreso y comodidad. También puedes elegir un ritmo y un tiempo que sean realistas y flexibles y ajustarlos según sea necesario. También puede respetar sus límites y no compararse con los demás ni con su yo anterior a la cirugía.

- Elegir las personas con las que quieres compartir tu gestión del estrés. Puede elegir las personas con las que desea compartir su manejo del estrés en función de sus relaciones, expectativas y compatibilidad. También puedes elegir personas que te apoyen y te animen y evitar aquellas que sean negativas o exigentes. También puede comunicar sus necesidades y preferencias a las personas con las que comparte su manejo del estrés y respetar también sus necesidades y preferencias.

Las técnicas de manejo del estrés son métodos y herramientas que lo ayudan a enfrentar el estrés y las emociones después de una cirugía de válvula cardíaca. El estrés y las emociones son los sentimientos y reacciones que afectan su estado de ánimo, comportamiento y bienestar. Es posible que experimente estrés y emociones después de la cirugía de válvula cardíaca, como ansiedad, depresión, ira o pena, mientras afronta su afección, la cirugía y la recuperación.

El estrés y las emociones pueden afectar la función y la salud de su corazón y aumentar su riesgo de complicaciones y recurrencia. El estrés y las emociones también pueden afectar sus elecciones de estilo de vida, como fumar, beber, comer o dormir. El estrés y las emociones también pueden afectar la curación de la herida y el funcionamiento de la válvula después de la cirugía de la válvula cardíaca.

Suplementos y terapias alternativas

Los suplementos y las terapias alternativas son productos y prácticas que no forman parte de la medicina convencional estándar, pero que se utilizan para mejorar su salud y bienestar. Los suplementos y terapias alternativas pueden incluir vitaminas, minerales, hierbas, suplementos dietéticos o medicinas complementarias y alternativas, como la homeopatía, el ayurveda, el yoga, el tai chi, la meditación, la acupuntura o los masajes.

Algunas personas con enfermedades cardíacas o después de una cirugía de válvula cardíaca pueden usar suplementos y terapias alternativas para prevenir o controlar sus síntomas, reducir el riesgo de complicaciones y recurrencia y mejorar su calidad de vida. Los suplementos y terapias alternativas pueden tener algunos beneficios, como:

- Proporcionar nutrientes o sustancias que puedan favorecer la función y la salud de su corazón, como ácidos grasos omega-3, coenzima Q10, vitamina D o magnesio.
- Reducir la presión arterial, el colesterol en sangre, el azúcar en sangre o la inflamación, y prevenir o tratar complicaciones como infección, sangrado, arritmia o problemas valvulares.
- Mejorar su estado de ánimo, energía, confianza y felicidad, y reducir el estrés, la ansiedad, la depresión y el aburrimiento.

Sin embargo, los suplementos y las terapias alternativas también pueden tener algunos riesgos, como:

- Interactuar con sus medicamentos u otros suplementos y causar efectos adversos, como sangrado, coagulación o arritmia.

- Estar contaminados, mal etiquetados o fraudulentos y contener ingredientes nocivos, como metales pesados, pesticidas o medicamentos.

- Ser ineficaz o tener pruebas insuficientes o contradictorias para respaldar sus afirmaciones es una pérdida de tiempo, dinero o salud.

La siguiente información le ayudará a comprender los beneficios y riesgos de los suplementos y las terapias alternativas, describirá cómo puede evaluar y utilizar los suplementos y las terapias alternativas de forma segura y eficaz, y le permitirá actuar y tomar decisiones que se adapten a sus necesidades y objetivos.

Beneficios y riesgos de los suplementos y terapias alternativas.

Los suplementos y las terapias alternativas pueden tener diferentes beneficios y riesgos, según el tipo, dosis, calidad y fuente del producto o práctica, así como de su afección, medicación y estilo de vida. Algunos ejemplos de suplementos y terapias alternativas que pueden tener beneficios y riesgos para la salud del corazón son:

- **Ácidos grasos omega-3.** Los ácidos grasos omega-3 son las grasas esenciales que su cuerpo no puede producir y necesita obtener de los alimentos o suplementos. Los ácidos grasos omega-3 pueden ayudar a reducir los triglicéridos, la presión arterial y la inflamación y mejorar la función y la salud del corazón. Sin embargo, los ácidos grasos omega-3 también pueden interactuar con los anticoagulantes y aumentar el riesgo de sufrir hemorragias o hematomas. Los ácidos grasos omega-3 también pueden provocar efectos secundarios como sabor a pescado, eructos o náuseas.

- **Coenzima Q10.** La coenzima Q10, o CoQ10, es una sustancia que produce su cuerpo y también puede obtenerla de alimentos o suplementos. La CoQ10 puede ayudar a las células a producir energía y proteger el corazón del daño y el estrés oxidativo. Sin embargo, la CoQ10 también puede interactuar con los anticoagulantes y reducir su eficacia. La CoQ10 puede provocar efectos secundarios, como dolores de cabeza, mareos o malestar estomacal.

- **Vitamina D.** La vitamina D es una vitamina que el cuerpo produce cuando se expone a la luz solar; También puedes obtenerlo a través de alimentos o suplementos. La vitamina D puede ayudar a su cuerpo a absorber el calcio y respaldar la salud de los huesos, los músculos y el sistema inmunológico. Sin embargo, la vitamina D también puede interactuar con los suplementos de calcio y provocar niveles elevados de calcio en la sangre, dañando el corazón y los riñones. La vitamina D también puede provocar efectos secundarios como náuseas, vómitos o estreñimiento.

- **Magnesio.** El magnesio es un mineral que su cuerpo necesita para muchas funciones y puede obtenerlo de alimentos o suplementos. El magnesio puede ayudar a regular el ritmo cardíaco, la presión arterial y los niveles de azúcar en sangre y prevenir o tratar complicaciones como arritmia o un problema valvular. Sin embargo, el magnesio también puede interactuar con algunos medicamentos, como antibióticos, diuréticos o medicamentos para la presión arterial, y afectar su absorción o acción. El magnesio también puede provocar efectos secundarios como diarrea, calambres o náuseas.

- **Yoga.** El yoga es una práctica que involucra posturas físicas, ejercicios de respiración y meditación, y puedes hacerlo en casa, en un estudio o en línea. El yoga puede ayudarle a relajar la mente y el cuerpo y reducir el estrés, la ansiedad, la depresión y el aburrimiento. El yoga también puede ayudarle a mejorar su flexibilidad, fuerza y equilibrio y a reducir su presión arterial y frecuencia cardíaca. Sin embargo, el yoga también puede provocar lesiones, como esguinces, torceduras o fracturas, si no se practica de forma correcta y segura. El yoga también puede ser inapropiado o perjudicial para algunas personas, como aquellas con presión arterial alta, glaucoma u osteoporosis.

- **Tai Chi.** El Tai Chi es una práctica que implica movimientos lentos y suaves, ejercicios de respiración y meditación, y puedes hacerlo en casa, en un parque o en línea. El Tai Chi puede ayudarle a relajar la mente y el cuerpo y reducir el estrés, la ansiedad, la depresión y el aburrimiento. El Tai Chi también puede ayudarle a mejorar su flexibilidad, fuerza y equilibrio y a reducir su presión arterial y frecuencia cardíaca. Sin embargo, el tai chi también puede provocar lesiones, como esguinces, torceduras o fracturas, si no se practica de forma correcta o segura. El Tai Chi también puede ser inapropiado o dañino para algunas personas, como aquellas con problemas de equilibrio, dolor en las articulaciones o afecciones cardíacas.

- **Acupuntura.** La acupuntura es una práctica que consiste en insertar agujas finas en puntos específicos del cuerpo, lo que puedes realizar en una clínica u hospital. La acupuntura puede ayudar a aliviar el dolor, la inflamación y el estrés y mejorar la circulación sanguínea y el sistema inmunológico. Sin embargo, la acupuntura también puede causar infecciones, sangrado o hematomas si las agujas no están esterilizadas o no se insertan correctamente. La acupuntura también puede resultar ineficaz o perjudicial para algunas personas, como aquellas con trastornos hemorrágicos, marcapasos o infecciones.

Evaluar y utilizar suplementos y terapias alternativas de forma segura y eficaz.

Para evaluar y utilizar suplementos y terapias alternativas de forma segura y eficaz, consulte a su médico y equipo de atención médica antes de comenzar o suspender cualquier producto o práctica y siga sus consejos e instrucciones. También puede utilizar los siguientes consejos para evaluar y utilizar suplementos y terapias alternativas de forma segura y eficaz:

- **Haz tu investigación.** Puede investigar los suplementos y terapias alternativas que le interesan y buscar fuentes de información confiables e imparciales, como libros, sitios web u organizaciones, que brinden evidencia científica, reseñas o calificaciones. También puedes comparar los beneficios y riesgos, los costos y la disponibilidad, y la calidad y seguridad de los productos o prácticas y elegir los que se adapten a tus necesidades y objetivos.

- **Elegir el ritmo y el momento de su gestión del estrés.** Puede elegir el ritmo y el momento de su manejo del estrés según su condición, progreso y comodidad. También puedes elegir un ritmo y un tiempo que sean realistas y flexibles y ajustarlos según sea necesario. También puede respetar sus límites y no compararse con los demás ni con su yo anterior a la cirugía.

- **Elegir las personas con las que quieres compartir tu gestión del estrés.** Puede elegir las personas con las que desea compartir su manejo del estrés en función de sus relaciones, expectativas y compatibilidad. También puedes elegir personas que te apoyen y te animen y evitar aquellas que sean negativas o exigentes. También puede comunicar sus necesidades y preferencias a las personas con las que comparte su manejo del estrés y respetar también sus necesidades y preferencias.

Los suplementos y las terapias alternativas son productos y prácticas que no forman parte de la medicina convencional estándar, pero que se utilizan para mejorar su salud y bienestar.

Algunas personas con enfermedades cardíacas o después de una cirugía de válvula cardíaca pueden usar suplementos y terapias alternativas para prevenir o controlar sus síntomas, reducir el riesgo de complicaciones y recurrencia y mejorar su calidad de vida. Los suplementos y terapias alternativas pueden tener algunos beneficios, como:

- Proporcionar nutrientes o sustancias que puedan favorecer la función y la salud del corazón, como ácidos grasos omega-3, coenzima Q10, vitamina D o magnesio.
- Reducir la presión arterial, el colesterol en sangre, el azúcar en sangre o la inflamación, y

prevenir o tratar complicaciones como infección, sangrado, arritmia o problemas valvulares.

- Mejorar su estado de ánimo, energía, confianza y felicidad, y reducir el estrés, la ansiedad, la depresión y el aburrimiento.

Sin embargo, los suplementos y las terapias alternativas también pueden tener algunos riesgos, como:

- Interactuar con sus medicamentos u otros suplementos y causar efectos adversos, como sangrado, coagulación o arritmia.
- Estar contaminados, mal etiquetados o fraudulentos y contener ingredientes nocivos, como metales pesados, pesticidas o medicamentos.
- Ser ineficaz o tener pruebas insuficientes o contradictorias para respaldar sus afirmaciones es una pérdida de tiempo, dinero o salud.

Para evaluar y utilizar suplementos y terapias alternativas de forma segura y eficaz, consulte a su médico y equipo de atención médica antes de comenzar o suspender cualquier producto o práctica y siga sus consejos e instrucciones. También puede utilizar los siguientes consejos para evaluar y utilizar suplementos y terapias alternativas de forma segura y eficaz:

- **Haz tu investigación.** Puede investigar los suplementos y terapias alternativas que le interesan y buscar fuentes de información confiables e imparciales, como libros, sitios web u organizaciones, que brinden evidencia científica, reseñas o calificaciones. También puedes comparar los beneficios y riesgos, los costos y la disponibilidad, y la calidad y seguridad de los productos o prácticas y elegir los que se adapten a tus necesidades y objetivos.

- **Empiece poco a poco y vaya despacio.** Puede comenzar con una dosis o frecuencia baja del suplemento o terapia alternativa y aumentarla gradualmente según sea necesario y tolerado. También puede controlar su respuesta y efectos secundarios y suspender o ajustar el suplemento o la terapia alternativa si experimenta algún problema o malestar. También puede informar a su médico y a su equipo de atención médica sobre cualquier cambio o problema con el suplemento o la terapia alternativa.

- **Mantener un registro.** Puedes llevar un registro de los suplementos y terapias alternativas que utilizas e incluir el nombre, dosis, frecuencia, duración, motivo y efecto de cada producto o práctica. También puede compartir su registro con su médico y su equipo de atención médica y actualizarlos periódicamente. También puedes revisar tu registro periódicamente y evaluar los beneficios y riesgos de los suplementos y terapias alternativas que utilizas.

Los suplementos y las terapias alternativas son productos y prácticas que no forman parte de la medicina convencional estándar, pero que se utilizan para mejorar su salud y bienestar. Los suplementos y las terapias alternativas pueden tener algunos beneficios y riesgos, según el tipo, dosis, calidad y fuente del producto o práctica, así como de su afección, medicación y estilo de vida.

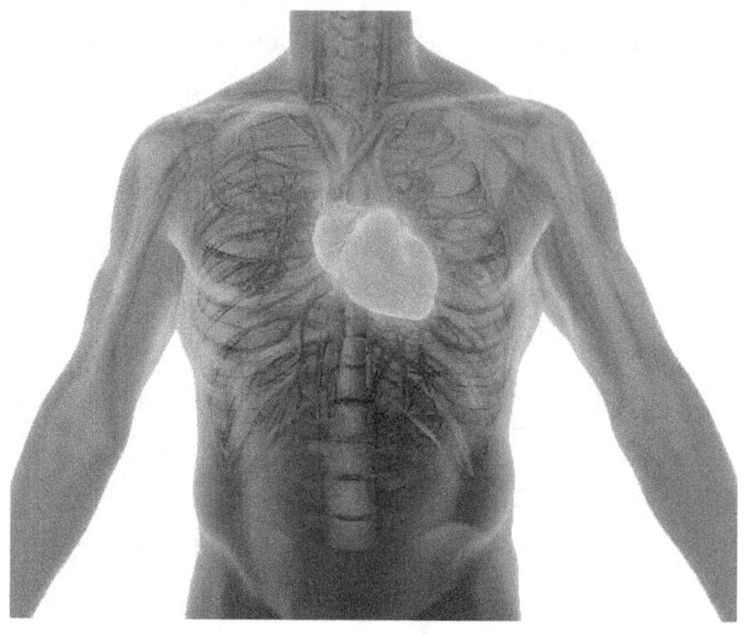

Capítulo 6

Vivir bien con una enfermedad de las válvulas cardíacas

Establecer metas e hitos

Después de pasar por el diagnóstico, el tratamiento y la recuperación de una afección de la válvula cardíaca, ahora ingresa a la fase a largo plazo de vivir con su válvula reparada o reemplazada. Esto requerirá ajustar su perspectiva, prioridades y estilo de vida para apoyar su válvula y mantener su salud.

Si se compromete con el cuidado personal y una actitud positiva, podrá prosperar y disfrutar la vida plenamente, incluso con una afección en las válvulas cardíacas. A continuación se ofrecen consejos para establecer y alcanzar objetivos, celebrar hitos y encontrar un nuevo significado para seguir adelante.

- **Establezca objetivos tanto pequeños como grandes.**

  Después del tratamiento, es normal sentirse desanimado por no poder volver inmediatamente a sus niveles de actividad habituales. Establecer metas pequeñas, manejables y a corto plazo le brinda una sensación de progreso y motivación. Trate de caminar 5 minutos al día y luego aumente 5 minutos por semana. O comprométete a subir las escaleras una vez esta semana y dos veces la próxima. Date crédito por cada logro antes de establecer otra minimeta.

  Tener objetivos más amplios y a más largo plazo también ayuda a brindar dirección y esperanza. Sueñe en grande, ya sea jugando nueve hoyos de golf, realizando un viaje memorable, asistiendo a una boda familiar o regresando al trabajo. Divida un gran objetivo en pasos más pequeños a lo largo del tiempo. Comparta sus objetivos con sus seres queridos para que sea responsable. Celebre cuando alcance un hito importante.

- **Manténgase positivo y tenga paciencia.**
  Es vital ser paciente con sus limitaciones después de la cirugía valvular, no compararse con los demás y concentrarse en lo lejos que ha llegado. El progreso será gradual. Algunos días serán más fáciles que otros. No se desanime por los contratiempos temporales. Reflexione sobre los logros hasta ahora en lugar de lo que todavía parece fuera de su alcance. Modifique los objetivos según sea necesario manteniendo una actitud de "puedo hacerlo". Escuche las indicaciones de su médico sobre los cronogramas de actividades seguras. Con un esfuerzo constante, seguirás mejorando.

- **Encuentra significado y propósito.**
  Para muchos, pasar por la cirugía de válvula cardíaca y la recuperación les infunde un renovado sentido de propósito. Aproveche esta segunda oportunidad para encontrar formas significativas de pasar tiempo,

retribuir o estar presente con sus seres queridos. Sea voluntario en su comunidad, adopte un pasatiempo olvidado durante mucho tiempo o aprenda una nueva habilidad. Redescubre actividades que te traen alegría y enriquecen tu vida. Comparta la experiencia de su paciente para educar a otros que enfrentan situaciones similares. Vivir con intención al servicio de sus valores proporciona satisfacción.

- **Haga del cuidado personal una prioridad.**
Cuidar tu salud física y mental debería convertirse ahora en una máxima prioridad. Eso puede significar decir no a compromisos que causan estrés o fatiga excesivos. Proteja su energía emocional, limite el tiempo con personas negativas y deje espacio para relaciones edificantes. Manténgase al día con los medicamentos, el ejercicio, las comidas nutritivas y las visitas al médico. Escuche su mente y su cuerpo. No descuides tus necesidades al cuidar de los demás. Tómese el

tiempo para recargar energías mediante actividades relajantes. Controlar su salud y bienestar le permite vivir bien con una enfermedad de las válvulas cardíacas.

Aunque hará algunas concesiones, una afección de las válvulas cardíacas no le impide vivir una vida feliz y con propósito. Mantenga la perspectiva, concéntrese en lo que puede hacer frente a lo que no puede gestionar las limitaciones de manera constructiva y mantenga la esperanza y la visión de futuro. Con un cuidado personal concertado, perseverancia y una mentalidad positiva, podrá seguir prosperando en esta siguiente fase de su viaje.

Consideraciones de viaje y ocio

Después de la cirugía de válvula cardíaca, una de las preguntas más importantes es cuándo podrá retomar sus pasatiempos favoritos, viajar y otras actividades de ocio. Si bien su médico le brindará pautas sobre el momento adecuado y las precauciones para actividades específicas, usted puede disfrutar gran parte de su estilo de vida normal con algunos ajustes. Escuche a su cuerpo, realice gradualmente actividades de mayor esfuerzo y utilice el sentido común para viajar de forma inteligente.

- **Excursiones dentro de la ciudad y excursiones de un día.**

  Antes de aventurarte más, prueba hacer recados cortos, visita a amigos y haz turismo en tu ciudad primero. Comience con un par de horas fuera de casa y luego aumente gradualmente la duración. Lleve tarjetas de contacto de emergencia y medicamentos o detalles médicos. Use bufandas, sombreros o protector solar para proteger las incisiones de la exposición al sol. Planifique las salidas durante las horas menos concurridas y deje suficiente tiempo para los períodos de descanso. Disfrute de parques, museos, restaurantes, tiendas y atracciones locales mientras recupera su resistencia.

- **Ejercicio yrecreativoDeportes.**

  Volver a hacer ejercicio y a los deportes recreativos que disfruta promueve un inmenso bienestar físico y mental. Comience lentamente bajo la supervisión de su médico. Caminar, nadar, hacer yoga, andar en bicicleta, golf y caminar son actividades ideales de bajo impacto después de la cirugía. Espere al menos dos meses antes de introducir ejercicios de mayor intensidad que incluyan pesas, ejercicios pliométricos o ejercicios cardiovasculares intensos. Escuche a su cuerpo y deténgase si siente dolor o mareos. Manténgase bien hidratado y use protección solar. Modifica los deportes tomando descansos, disminuyendo el tiempo o la intensidad o eligiendo versiones menos extenuantes.

- **Aireviajar.**

La mayoría de los pacientes pueden reanudar los viajes en avión entre 3 y 4 semanas después de la cirugía de válvula cardíaca, a menos que su cirujano indique lo contrario. Solicite asistencia en silla de ruedas a través del aeropuerto si es necesario. Evite levantar bolsas pesadas; Utilice equipaje compacto con ruedas. Use calcetines de compresión para prevenir la hinchazón de las piernas y levántese para estirarse periódicamente en vuelos largos. Mantente hidratado. Notifique discretamente a los agentes de la TSA sobre su cirugía y lleve documentación sobre los dispositivos implantados. Programe un chequeo después del viaje para asegurarse de que lo haya tolerado bien.

- **Camping, paseos en bote y viajes a la playa.**
Las escapadas a la naturaleza son maravillosas para aliviar el estrés, pero requieren cierta preparación. Priorice los destinos tranquilos sobre los llenos de acción. Utilice cabañas para caravanas o vehículos recreativos para evitar la incomodidad de la tienda de campaña. Seleccione cabañas cerca de los baños para limitar las caminatas nocturnas. Empaque alimentos que no requieran mucho trabajo para prepararlos o cocinarlos. En playas y piscinas, manténgase hidratado y use sombra y protección solar. Espere seis semanas antes de navegar para

evitar el riesgo de infección bacteriana. Use chalecos salvavidas mientras esté a bordo. Escuche los límites de su cuerpo y tome descansos según sea necesario.

Con el asesoramiento de su médico, podrá retomar cuidadosamente sus preciados viajes y actividades de ocio que enriquecen su vida. La clave es volver a hacerlo gradualmente, tomar medidas preventivas, empacar todos los suministros médicos y ser flexible si necesita modificar los planes según sus sentimientos. La paciencia, la preparación y la precaución te permitirán explorar el mundo nuevamente.

Perspectiva a largo plazo

Una vez que se haya recuperado de la cirugía de válvula cardíaca, podrá centrarse en el largo camino que le espera para vivir con su válvula reparada o reemplazada. Si bien incorporan algunos cambios en el estilo de vida, la mayoría de los pacientes pueden disfrutar de una mejor calidad de vida y longevidad en comparación con antes de la cirugía. Sin embargo, es posible que años después surjan problemas valvulares y cardíacos. Mantener la atención de seguimiento, controlar los factores de salud e informar los síntomas es clave para su perspectiva a largo plazo.

- **La vida útil de las válvulas reparadas o reemplazadas.**

  Las válvulas biológicas de tejido animal o su válvula pulmonar suelen durar entre 10 y 20 años antes de necesitar reemplazo. Las válvulas mecánicas hechas de polímeros o metales duraderos a menudo pueden durar toda la vida a menos que se formen coágulos de sangre. Hable con su cardiólogo sobre la vida útil esperada de su válvula específica. Algunos pacientes pueden sobrevivir a sus válvulas y requerir una cirugía de reemplazo adicional más adelante en la vida.

- **Atención de seguimiento continuo.**

  Espere ver a su cardiólogo anualmente por el resto de su vida. Es posible que inicialmente necesite citas con una frecuencia de entre 3 y 6 meses. Las visitas de rutina implican un examen físico, escucha de la válvula, electrocardiograma, análisis de sangre y, a veces, pruebas de imagen. Informe cualquier síntoma preocupante de inmediato entre visitas. Algunos pacientes requieren antibióticos a largo plazo antes del trabajo dental para prevenir infecciones. Sea diligente con los medicamentos y las modificaciones en el estilo de vida.

- **Posibles complicaciones a largo plazo.** Incluso una válvula reemplazada con éxito puede desarrollar problemas años después, como coágulos de sangre, fugas alrededor de la válvula, estenosis, engrosamiento de la válvula o calcificación por tejido cicatricial, infecciones y arritmias. En raras ocasiones, con el tiempo también puede surgir un nuevo problema con otras válvulas cardíacas. Su riesgo aumenta si fuma, es obeso, tiene diabetes o presión arterial alta, o no toma anticoagulantes según las indicaciones. Informe cualquier síntoma repentino a su médico. Es posible que se requieran procedimientos adicionales.

- **Impacto emocional.**
  Es normal cierta ansiedad sobre el futuro después de la cirugía valvular. Reconozca cuando la preocupación se vuelve excesiva y busque asesoramiento. Concéntrese únicamente en lo que puede controlar: hábitos de estilo de vida y vigilancia estrecha. Mantenga una interacción social regular, pasatiempos satisfactorios y un sentido de propósito. Infórmese sobre la salud de su corazón. Esté atento pero optimista y viva cada día al máximo. Su perspectiva afecta su calidad de vida tanto como su salud física.

Si sigue las recomendaciones de su médico, puede esperar disfrutar de una mayor longevidad junto con una mayor energía y bienestar durante décadas después de la cirugía valvular. Si bien persisten los riesgos, las mejoras en el diseño de las válvulas y las técnicas quirúrgicas ofrecen excelentes resultados a largo plazo.

Conclusión

Si ha llegado a este capítulo final, ahora tiene un conocimiento profundo de la enfermedad de las válvulas cardíacas, desde la anatomía y la función hasta el diagnóstico, las opciones de tratamiento, la recuperación y los cambios de estilo de vida a largo plazo. Con este conocimiento, podrá abordar su enfermedad valvular de frente como un paciente informado y capacitado.

Hemos cubierto una gran cantidad de información sobre múltiples temas complejos. Entonces, recapitulemos los puntos clave:

1. Las válvulas cardíacas son cruciales para regular el flujo sanguíneo y prevenir el reflujo. Las válvulas dañadas que se vuelven demasiado apretadas (estenóticas) o sueltas

(regurgitantes) alteran la función cardiovascular normal.

2. Las enfermedades valvulares tienen una amplia gama de causas subyacentes, desde discapacidades congénitas presentes en el nacimiento hasta el desgaste relacionado con la edad. Síntomas como dificultad para respirar, fatiga, mareos e hinchazón surgen cuando las válvulas pierden su capacidad de sellado.

3. Varias pruebas ayudan a diagnosticar problemas valvulares, identificar niveles de gravedad y determinar los tratamientos adecuados. Estos incluyen un ecocardiograma, cateterismo cardíaco, tomografía computarizada y resonancia magnética.

4. Los medicamentos pueden aliviar temporalmente los síntomas mientras se exploran opciones más permanentes de reparación o reemplazo de válvulas. La cirugía sigue siendo el tratamiento de referencia, pero los procedimientos transcatéter menos

invasivos son alternativas viables para algunos pacientes.

5. La comunicación abierta con su cirujano cardíaco es clave para seleccionar la intervención valvular ideal según la edad, la anatomía, las comorbilidades y el estilo de vida. El tiempo de recuperación y las consideraciones varían según el procedimiento.

6. El postratamiento se centra en la rehabilitación cardíaca, la nutrición, el ejercicio, el cumplimiento de la medicación, los controles periódicos y la modificación de los factores de riesgo para respaldar su nueva válvula y mantener la salud del corazón. Ten paciencia con tus avances y limitaciones.

7. La ansiedad, la depresión y otros desafíos emocionales son comunes después de la cirugía valvular. Busque asesoramiento profesional si es necesario. Aproveche su sistema de apoyo, concéntrese en objetivos alcanzables y mantenga la positividad para ayudar a la curación.

Si bien una afección valvular presenta cambios de vida inevitables, no tiene por qué disminuir su calidad de vida si se trata de manera adecuada y drástica. Tenga fe en su equipo de atención, crea en su recuperación y confíe en su capacidad de adaptación. Sé amable contigo mismo en los días difíciles. Esto también pasará.

Aprecia la energía renovada y la resistencia que obtienes. A medida que recupere las fuerzas, reviva lentamente sus actividades favoritas, ya sea jardinería, golf, pasar tiempo con la familia o viajar. Date una palmadita en la espalda por el progreso realizado mientras sigues persiguiendo nuevos hitos. Comparta sus experiencias para educar e inspirar a otros pacientes.

Su recorrido por la enfermedad valvular le ha dotado de perseverancia, resiliencia, empatía y una nueva perspectiva. Permita que esta experiencia abra su mente y su corazón de maneras que nunca había imaginado. Encuentre significado al haber atravesado este desafío. Deja que te guíe para reflexionar, sanar, apreciar la vida y vivirla más plenamente.

Ahora tiene todas las herramientas necesarias para mantener la salud y el funcionamiento óptimos del corazón durante años. Te deseo lo mejor al embarcarte en tu próximo capítulo y estoy agradecido por cada nuevo latido.

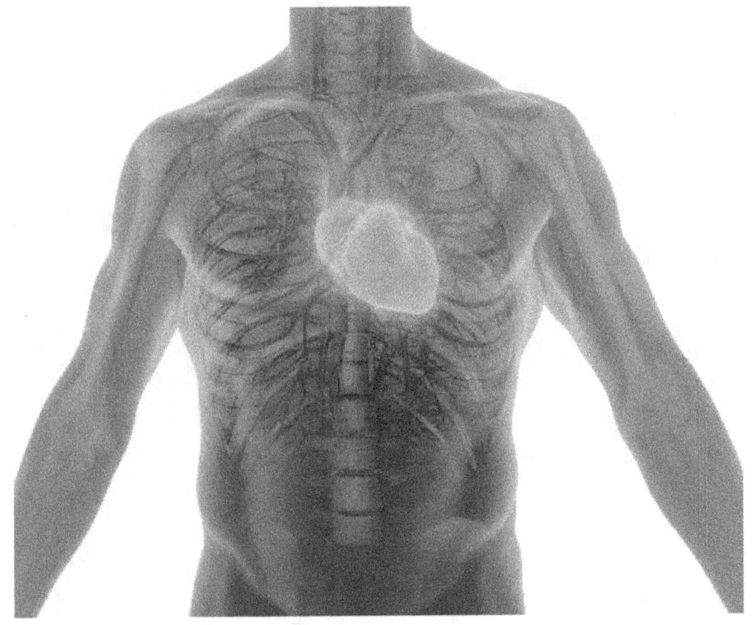

Apéndice

El apéndice contiene información y recursos adicionales que pueden resultarle útiles para aprender más sobre la cirugía de válvulas cardíacas y la salud cardiovascular. El apéndice incluye:

- Una lista de abreviaturas y acrónimos comunes utilizados en este libro y sus significados.
- Una lista de términos y definiciones médicos comunes relacionados con la cirugía de válvulas cardíacas y la salud cardiovascular.
- Una lista de fuentes y enlaces en línea donde puede encontrar más información y apoyo sobre la cirugía de válvulas cardíacas y la salud cardiovascular.

Glosario

El glosario contiene las definiciones de términos y conceptos clave utilizados en este libro. El glosario incluye:

- **Cirugía de válvula cardíaca:** Un procedimiento quirúrgico que repara o reemplaza una o más de las cuatro válvulas del corazón, que son las válvulas mitral, aórtica, tricúspide y pulmonar. La cirugía de válvula cardíaca puede mejorar la función cardíaca y el flujo sanguíneo y prevenir o tratar complicaciones como insuficiencia cardíaca, accidente cerebrovascular o infección.

- **Salud cardiovascular:** El estado de su corazón y vasos sanguíneos y qué tan bien funcionan y suministran oxígeno y nutrientes a su cuerpo. La salud cardiovascular puede verse afectada por muchos factores, como la edad, el sexo, la genética, el estilo de vida y las condiciones médicas. La salud cardiovascular también puede afectar su salud y bienestar general y su riesgo de desarrollar o empeorar enfermedades cardíacas y otras enfermedades.

- **Cardiopatía:** Un término general que se refiere a cualquier afección que afecte el corazón y los vasos sanguíneos y reduzca su capacidad para funcionar correctamente. Las enfermedades cardíacas pueden incluir enfermedades de las arterias coronarias, enfermedades de las válvulas cardíacas, trastornos del ritmo cardíaco, insuficiencia cardíaca y defectos cardíacos congénitos. La enfermedad cardíaca puede causar dolor en el pecho, dificultad para respirar, palpitaciones o fatiga. La enfermedad cardíaca también puede aumentar el riesgo de sufrir complicaciones, como ataque cardíaco, accidente cerebrovascular o muerte.

- **Factores de riesgo de enfermedades cardíacas:** Las condiciones o comportamientos que aumentan su probabilidad de desarrollar o empeorar una enfermedad cardíaca. Algunos factores de riesgo de enfermedades cardíacas son modificables, lo que significa que usted puede cambiarlos o controlarlos, como fumar, presión arterial alta o colesterol alto. Algunos factores de riesgo de enfermedades cardíacas no son modificables, lo que significa que no se pueden cambiar ni controlar, como la edad, el sexo o los antecedentes familiares.

- **Nutrición y ejercicio:** Estos son los factores que involucran los alimentos y bebidas que consumes y la actividad física y ejercicio que realizas para mantener o mejorar tu salud y bienestar. La nutrición y el ejercicio pueden afectar su salud cardiovascular y su riesgo de complicaciones y recurrencia después de la cirugía de válvula cardíaca. La nutrición y el ejercicio también pueden ayudarle a controlar el peso, la presión arterial, el colesterol, el azúcar en sangre y la inflamación, que son factores de riesgo comunes de enfermedades cardíacas.

- **Manejo del estrés:** Los métodos y herramientas que le ayudarán a afrontar el estrés y las emociones después de la cirugía de válvula cardíaca. El estrés y las emociones son los sentimientos y reacciones que afectan su estado de ánimo, comportamiento y bienestar. Es posible que experimente estrés y emociones después de la cirugía de válvula cardíaca, como ansiedad, depresión, ira o pena, mientras afronta su afección, la cirugía y la recuperación. El estrés y las emociones pueden afectar la función cardíaca, la salud y el riesgo de complicaciones y recurrencia. El estrés y las emociones también pueden afectar sus elecciones de estilo de vida, como fumar, beber, comer o dormir.

- **Suplementos y terapias alternativas:** Estos son los productos y prácticas que no forman parte de la medicina convencional estándar, pero que se utilizan para mejorar su salud y bienestar. Los suplementos y terapias alternativas pueden incluir vitaminas, minerales, hierbas, suplementos dietéticos o medicinas complementarias y alternativas, como la homeopatía, el ayurveda, el yoga, el tai chi, la meditación, la acupuntura o los masajes. Algunas personas con enfermedades cardíacas o después de una cirugía de válvula cardíaca pueden usar suplementos y terapias alternativas para prevenir o controlar sus síntomas, reducir el riesgo de complicaciones y recurrencia y mejorar su calidad de vida. Los suplementos y las terapias alternativas pueden tener algunos beneficios y riesgos, según el tipo, dosis, calidad y fuente del producto o práctica, así como de su afección, medicación y estilo de vida.

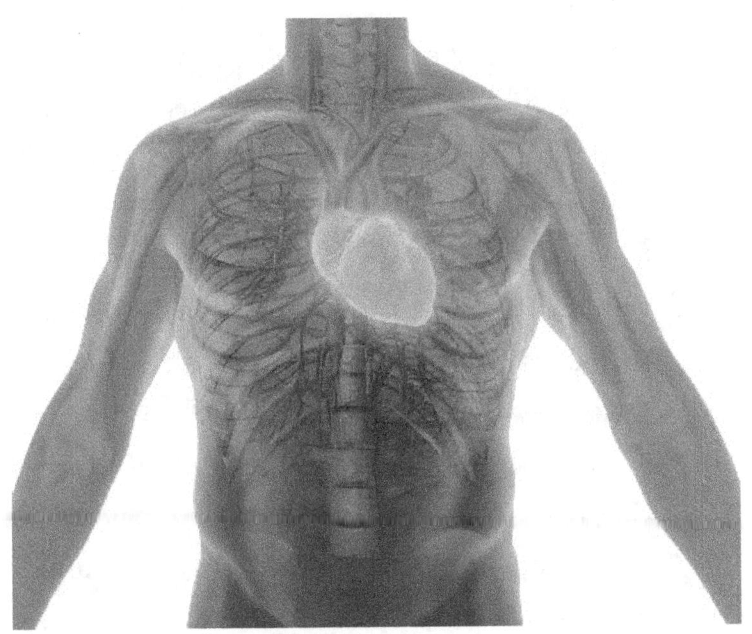

Referencias

Las referencias contienen las fuentes de información y evidencia utilizadas para respaldar el contenido y las afirmaciones de este libro. Las referencias incluyen:

1. Asociación Americana del Corazón. (2020). Recuperación y seguimiento de la cirugía valvular cardíaca. Obtenido de https://www.heart.org/en/health-topics/heart-valve-problems-and-disease/recovery-and-healthy-living-goals-for-heart-valve-patients/heart-valve-cirugia-recuperacion-y-seguimiento

2. Clínica Mayo. (2019). Cirugía de válvulas cardíacas. Obtenido de https://www.mayoclinic.org/tests-procedures/heart-valve-surgery/about/pac-20385276

3. Centros de Control y Prevención de Enfermedades. (2020). Cardiopatía. Obtenido de https://www.cdc.gov/heartdisease/index.htm

4. Instituto Nacional del Corazón, los Pulmones y la Sangre. (2020). Cardiopatía. Obtenido de

https://www.nhlbi.nih.gov/health-topics/hea
rt-disease

5. Asociación Americana del Corazón. (2020). Prevención y tratamiento de la presión arterial alta. Obtenido de https://www.heart.org/en/health-topics/high -blood-pression/changes-you-can-make-to-m anage-high-blood-pression

6. Asociación Americana del Corazón. (2020). Conceptos básicos de nutrición. Obtenido de https://www.heart.org/en/healthy-living/hea lthy-eating/eat-smart/nutrition-basics

7. Asociación Americana del Corazón. (2020). Estrés y salud del corazón. Obtenido de https://www.heart.org/en/healthy-living/hea lthy-lifestyle/stress-management/stress-and-heart-health

8. Clínica Mayo. (2019). Medicina alternativa. Obtenido de https://www.mayoclinic.org/healthy-lifestyle /consumer-health/in-
Depth/alternative-medicine/art-20046087